하루 석잔

따뜻한 물 건강법

하루 석잔

따뜻한 물 건강법

하스무라 마코토 지음

김영주 옮김

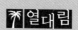 열대림

하루 석잔

따뜻한 물 건강법

초판 1쇄 발행 2019년 4월 15일
초판 3쇄 발행 2023년 12월 28일

지은이 하스무라 마코토
옮긴이 김영주
펴낸이 정차임
펴낸곳 도서출판 열대림
출판등록 2003년 6월 4일 제313-2003-202호
주소 서울시 서대문구 연희로11자길 14-14, 401호
전화 02-332-1212
팩스 02-332-2111
이메일 yoldaerim@naver.com

ISBN 978-89-90989-67-3 03510

이 도서의 국립중앙도서관 출판예정도서목록(CIP)은 서지정보유통지원시스템 홈페이지(http://seoji.nl.go.kr)와 국가자료공동목록시스템(http://www.nl.go.kr/kolisnet)에서 이용하실 수 있습니다.(CIP제어번호: CIP2019003383)

머리말

　얼마 전, 점심 식사를 하기 위해 근처에 있는 우동집에 갔을 때의 일이다.

　옆 테이블에 두 명의 회사원이 앉았는데, 삼십대 전후로 보이는 여성 한 명이 함께 온 동년배의 남성에게 "나 요즘 따뜻한 물을 마시고 있는데 효과가 있더라. 너도 한번 실천해 봐"라고 말하는 것을 듣게 되었다.

　'따뜻한 물'이라는 말에 '무슨 소리지?' 하며 귀를 기울였다.

　여성은 동료 남성에게 이렇게 말했다.

　"아침에 일어나 매일 따뜻한 물 한 잔을 마셨더니 변비가 사라지고 속이 편안해졌어. 변비가 있다면 따뜻한 물을 마셔 봐."

　필자는 이십여 년 전부터 환자들을 만나면 따뜻한 물

이 건강에 주는 효과에 대해 설명하면서 마실 것을 권유해 왔는데, 마침내 따뜻한 물 마시기 열풍이 본격적으로 일 것 같은 예감이 들었다.

얼마 전부터 부쩍 연예인과 저명인사들이 텔레비전이나 잡지 등에서 따뜻한 물 건강법을 실천하고 있다는 말을 많이 하고 있으며, 최근에는 한 편의점에서 따뜻한 물이 음료처럼 판매되기 시작했다. 이렇게 되면 따뜻한 물 마시기가 전국 규모로 퍼지는 것도 시간문제가 아닐까 하는 생각을 해본다.

그러나 아직 '따뜻한 물'이라고 하면, 그저 끓인 물에 불과한데 '그렇게 몸에 좋을까' 하며 고개를 갸우뚱하는 사람이 있는 것도 사실이다. 또한 실제 마시고 있는 사람 중에도 따뜻한 물 마시기는 그저 다이어트, 변비 해소, 냉증 개선의 효과가 있는 정도로만 생각할 뿐, 따뜻한 물이 실제로 얼마나 큰 영향력을 갖고 있는지를 아는 사람은 많지 않다.

이 책은, 따뜻한 물 마시기가 건강 증진뿐 아니라 우리가 종종 겪는 이상 증상에 얼마나 큰 효과를 발휘하는지를 소개하며, 그리고 그에 따른 다양한 결과와 지식도 함께 전해준다.

단언하건대, 우리가 일상생활에서 겪는 대부분의 이상 증상은 따뜻한 물을 마시면서 식사법과 생활습관을 조금씩만 바꾸면 개선할 수 있다. 그만큼 따뜻한 물은 건강을 증진시키고 이상 증상을 호전시키는 힘을 갖고 있다. 더욱이 물을 끓이기만 하면 되는 아주 간단한 방법이니, 이렇게 고마운 건강법이 또 어디에 있겠는가.

이 자리를 빌어서 이 책을 읽은 분들에게 따뜻한 물을 즐겨 마셔보라고 권하고 싶다. 아주 엄격하게 실천해야 한다는 생각을 갖지 말고, 그저 편안하게 이 책에서 제시하는 방법대로, 각자에게 맞는 방법을 찾아 따라해 볼 것을 권한다. 그리고 점점 변해가는 신체적, 그리고 정신적 상태를 함께 관찰해 보았으면 한다.

따뜻한 물을 마시면 몸이 깨끗해지는 상쾌함, 마음이 편안해지는 즐거움, 외모가 아름다워지는 놀라움 등의 체험을 할 수 있다.

따뜻한 물은 그저 따뜻하기만 한 물이 아니고, 매우 강력한 힘을 발휘하는 '음료'라는 사실을 발견할 수 있을 것이다.

하스무라 마코토

차례

2장 증상별 마시는 법 & 식사법

3장 따뜻한 물의 강력한 효과

4장 따뜻한 물, 더 잘 마시는 법

5장 따뜻한 물 건강법 Q&A ___ 155

Q 수돗물도 괜찮은가?
Q 따뜻한 물은 언제 마셔야 좋은가?
　마시면 안 되는 때는 없는가?

Q 저녁에 밥 먹을 시간이 없을 때 따뜻한 물만 마시고
　자도 괜찮은가?

Q 따뜻한 물은 어떤 증상에 가장 큰 효과를 발휘하는가?

Q 따뜻한 물 마시기를 파트너나 친구에게 권하고 싶은데,
　비과학적이라고들 한다. 어떻게 설명하면 좋을까?

Q 많이 마셔도 좋은가?

Q 따뜻한 물이 쓰게 느껴진다. 몸속에 독소가 쌓여 있기
　때문일까?

Q 따뜻한 물을 마시고 나서 몸이 나른하다. 마시는 것을
　그만두는 것이 좋을까?

Q 주전자로 끓이지 않은 물은 효과가 없는가?

Q 식은 물을 다시 따뜻하게 해서 마셔도 되는가?

Q 물의 종류에 따라 따뜻한 물의 효과는 달라지는가?

Q 따뜻한 물로 질병을 치료할 수 있는가?

Q 어린이나 고령자가 마셔도 좋은가?

Q 미지근한 물은 효과가 없는가?

Q 운동보다 따뜻한 물을 마시는 것이 체중 감소에
　효과적인가?

Q 임신 중에 따뜻한 물을 마셔도 되는가?

Q 운동을 한 뒤에도 따뜻한 물을 마시는 것이 좋은가?

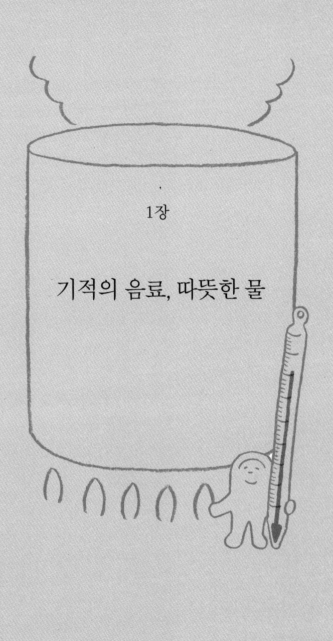

1장

기적의 음료, 따뜻한 물

따뜻한 물이란?

맛과 무게가 다르다

따뜻한 물은 가장 강력한 음료다. 그런데 끓여서 단지 온도만 높아진 따뜻한 물이 아닌가 하고 반문하는 사람이 있을지 모르겠다. 그러나 제대로 끓인 따뜻한 물은, 주전자에 끓인 물이나 어중간하게 온도만 높아진 따뜻한 물과는 전혀 다르다.

수치화할 수 있는 성분은 모두 같지만, 무엇보다 맛이 다르다. 평소에 물을 많이 마시는 사람이라면 쉽게 이해할 수 있는 사실이다.

그리고 여기서 말하는 따뜻한 물이란, 마시고 나면 몸이 가벼워지고, 목이 시원해지고, 배가 편안해지는 것을

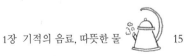

느낄 수 있는 물이다.

그에 비해 제대로 끓이지 않은, 약 50도 정도 되는 따뜻한 물은 많이 마시면 답답한 느낌을 갖게 된다.

어떤 차이가 있을까? 바로 물의 가벼움과 무거움에서 오는 차이가 있다.

그냥 온도만 높아 따뜻하기만 한 물은 무겁기 때문에 몸에 쌓이는 느낌을 주지만, 제대로 끓인 따뜻한 물은 상당히 가볍다.

이 물의 무게에서 오는 차이는 몸에 아주 다르게 작용한다.

몸과 마음이 가볍다

따뜻한 물이 지닌 중요한 효능의 하나는 이 '가벼움'에서 온다.

따뜻한 물은 몸 속으로 흡수됐을 때 약해진 위장 기능을 회복시켜 소화력을 향상시킨다. 그 결과 몸 속에 쌓여 있던 불필요한 노폐물이 연소되어, 몸이 전체적으로 본래의 기능을 되찾게 된다.

또한 따뜻한 물의 가벼움은 몸에만 기능하는 것이 아니다.

이미 마시고 있는 사람들은 느끼고 있겠지만, 따뜻한 물을 지속적으로 마시면 몸은 물론 마음도 가벼워져 기분이 상쾌해진다.

몸 상태가 가벼워지면 우리는 최상의 쾌적함을 느끼게 된다. 따뜻한 물의 '가벼움'이 기분을 좋게 만들기 때문이다.

그래서 따뜻한 물을 마시기 시작해 몸도 마음도 상쾌해지는 것을 체감하게 되면 '마시기 싫다'는 생각은 하지 않게 될 것이다.

따뜻한 물 마시기는 이렇듯 기분을 상쾌하게 만들 뿐 아니라, 심신의 모든 기능을 향상시켜 주므로 반드시 권하고 싶다.

결과를 눈으로 볼 수 있다

따뜻한 물을 마셨을 때 몸과 마음이 가벼워진다는 점이 과학적인 근거가 있는 것인지 의심하는 사람도 있을 것이다.

하지만 제대로 끓인 물은, 실생활에서 변비를 개선시키고 몸을 따뜻하게 만드는 면에서 확연한 차이를 보인다.

필자는 병원에서 환자를 치료하는 과정을 통해, 따뜻한

물을 지속적으로 마신 사람에게서 변비, 수면장애, 냉증, 불안증, 우울증과 같은 다양한 증상이 개선되는 것을 수백 번이나 보아왔다(개선된 증상에 대해서는 2장과 3장에서 구체적으로 소개할 것이다).

이와 같은 결과가 생긴다는 것은 구체적인 작용이 있음을 의미한다.

한편 이런 현상은 눈에 보이지 않는 것도 있고, 현대 과학으로는 설명하기 힘든 것일 수도 있다. 하지만 따뜻한 물이 우리의 몸과 마음에 안겨주는 효과는 이미 많은 사람들의 체험을 통해 실증된 사실임을 밝혀둔다.

냉증은 만병의 근원

현대인의 식습관

따뜻한 물 마시기는 몸이 쉽게 차가워지는 특성을 지닌 현대인의 체질에 매우 적합한 음용법이다.

찬 음식을 즐기며 과식을 하는 현대인의 식습관은 위장을 약하게 만드는데, 위장이 약해지면 우리 몸은 필연적으로 차가워지게 마련이다.

이런 현상에 대해서는 곧 설명할 터인데, 따뜻한 물을 마시면 누구든 손쉽게 위장을 따뜻하게 만들 수 있다.

특히 여성은 남성과 비교할 때 위장이 쉽게 차가워지는 편이라, 따뜻한 물을 마시면 더욱 큰 효과를 볼 수 있다.

위장이 따뜻해지면 온몸의 기능이 활성화된다. 그렇게 되면 신진대사도, 면역력도 높아지고 몸 속의 노폐물도 연소되므로 몸 자체가 한결 가벼워진다.

그래서 따뜻한 물 마시기를 시작해 한두 달이 지나면 2~3킬로그램의 체중 감소를 경험할 수 있다.

면역력을 높이려면

일반적으로 평열이 36도 미만의 저체온(여기서 '저체온'은 저체온증과는 구별된다. 저체온이란 정온동물에서 평상의 체온보다 낮은 체온을 갖는 상태로 외부의 열 없이는 쉽게 체온을 회복할 수 없는 현상을 말한다)일 경우, 냉한 체질로 분류한다.

그런데 현대인은 대개 위장이 좋지 못한데다 반복적으로 이어지는 불규칙한 식생활로 인해 저체온을 가진 사람들이 증가하고 있는 추세이다.

체온은 면역력과도 관계가 있는데, 일설에 의하면 체온이 1도 떨어질 때 면역력은 수십 퍼센트가 떨어진다고 한다.

따라서 항상 몸이 따뜻하면 면역력이 자연적으로 상
승해 병에 잘 걸리지 않게 된다. 이와 반대로 몸이 항상
찬 사람은 다양한 질병에 노출될 가능성이 많다고 할 수
있다.

몸이 편해야 마음이 편하다

생명활동을 하는 장기에 직접 기능한다

여기서 질문 하나를 해보자.

인간의 생명은 무엇으로 이루어지는 걸까?

답은 매우 간단하다. 매일 섭취하는 음식물로 이루어진
다. 그러므로 섭취한 음식물이 인체에서 제대로 기능하는
가 하는 문제는 매우 중요하다. 아무리 몸에 좋은 음식을
먹었다고 해도, 소화 흡수가 잘 이루어지지 않으면 인체
구성의 역할을 제대로 하지 못한다.

우리가 섭취한 음식물은 가장 먼저 위장에서 소화되
는데, 아유르베다에서는 이 소화력을 소화의 불(아그니)
이라고 한다.

위장에서 소화된 음식물은 일단 몸에 흡수된 뒤, 간장으로 들어가 분해되는 과정을 거쳐 영양소가 된다. 그리고 이 영양소는 온몸의 각 장기에 자양분으로 공급되는데, 이런 일련의 과정을 이루어나가는 힘의 원동력이 바로 위장의 소화력이다.

인간의 몸에는 이 위장의 불을 비롯해 총 13개의 불(아그니)이 존재하는데, 이 불을 지피는 것이 바로 위장의 불이다. 따라서 위장의 소화력이 약해지면 모든 생명의 활동은 약해질 수밖에 없다.

그런데 따뜻한 물이 이 생명활동의 근원이 되는 위장에 직접적인 작용을 하게 된다.

위장의 소화력이 약하면

13개의 소화의 불은 몸에만 있는 것이 아니라 마음 속에도 존재한다.

앞에서도 말했지만, 13개의 불은 모두 위장의 소화력이 근원이므로 위장이 약하면 마음의 불도 약해지게 마련이다. 그렇게 되면 열정, 의욕, 소망 등이 생기지 않는다. 곧 자신이 무엇을 이루고자 하는지, 무엇을 하고 싶은지조차 알 수 없게 된다. 설사 원하는 것이 있다고 해도 그

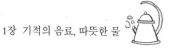

소망을 이루기 위해 노력하려는 의지조차 갖지 못한다.

또한 인간관계 속에서 오는 스트레스를 극복하겠다는 의지도 잃고 만다.

따라서 고통스런 기억 속에 빠져 허우적거리거나, 어떤 일이든 제대로 처리하지 못하고 전전긍긍하며 소극적으로 살게 된다.

그러나 따뜻한 물을 마셔서 위장의 소화력이 좋아지면, 마음은 가벼워지고 편안해지므로 인생 자체가 술술 풀려나가게 된다. 불안감이나 초조함 같은 불필요한 잡념이 정화되면서 행복으로 나아가는 길을 확실히 파악하게 되므로 목표를 향해 힘차게 전진하게 된다.

몸을 정화한다

따뜻한 물만이 몸 속을 정화한다

"따뜻한 물 대신에 따뜻한 차를 마시면 어떨까요? 차를 마시는 것은 효과가 없나요?"라는 질문을 받는 경우가 있다. 물론 위장을 따뜻하게 만든다는 의미에서 차를 마시는 것도 효과는 있다. 단 차 속에는 특유의 성분이 함유되어 있어 위장의 정화 효과는 기대하기 어렵다.

차로 손을 씻는 사람이 없듯, 위장을 깨끗이 청소하는데는 따뜻한 물이 훨씬 좋다. 더욱이 따뜻한 물 속에는 정화 기능만 있는 것이 아니다.

또 하나 주목하고 싶은, 따뜻한 물이 가진 큰 효과 중 하나는 몸의 모든 기능을 균형 있게 맞춰준다는 것이다.

따뜻한 물은 자율신경과 호르몬의 균형뿐 아니라, 몸의 각 기능의 균형을 맞춰주는 음료이다.

인간을 포함한 모든 생물은 항상성(호메오스타시스 Homeo-stasis), 즉 생체의 내부나 외부 환경인자의 변화에도 불구하고 몸을 일정한 상태로 유지시켜 주는 성질을 갖고 있다.

이렇게 말하면 좀 어려워 보이지만, 우리는 일상생활에서 이 성질을 직접 체험하고 있다. 예를 들면 식사 후에는 혈당이 올라가지만 췌장이 인슐린을 분비해 저절로 조절하는 것 등이 그것이다.

우리의 몸이 의지와는 상관없이 이상적인 상태로 되돌아가려고 하는 자율조절능력(=자연치유력)을 갖고 있기 때문이다.

이 자율조절 프로그램은 생명 유지에 반드시 필요한 것

 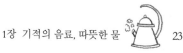

이며, 우리가 살아 있는 동안에는 당연한 것으로 느끼겠지만 생명과학적인 측면에서도 아직 그 실체를 해명하지 못하고 있는 매우 신비로운 과정이다.

단 분명한 것은 따뜻한 물이 이 자율조절능력 향상에 효과를 발휘한다는 점이다. 물론 차도 좋은 성분을 함유하고 있어 교감신경의 활동을 향상시키는 등의 효능을 발휘하지만 이외의 효능은 없다.

그러나 따뜻한 물의 효능은 제한적이지 않다.

몸 전체에 완벽한 효능을 발휘한다

고대 인도의 전통 의학인 '아유르베다'에서는 인간을 포함한 자연계의 모든 생물은 다음의 세 가지 기질을 갖고 있다고 본다.

'바타(vata)'라고 하는 바람의 기질, '피타(pitta)'라고 하는 불의 기질, 그리고 '카파(kapha)'라고 하는 물의 기질이다.

바람의 기질은 '움직임'을 낳고, 불은 '열'을 낳으며, 물은 '자양분과 안정'을 가져오는데, 우리의 생명활동은 이 세 기질이 가진 활력이 조화를 이루어야 한다.

그런데 따뜻한 물이 바로 이 세 가지 기질이 완벽하게

  하루 석잔, 따뜻한 물 건강법

조화를 이룬 음료이다.

기본적으로 물은 무겁고 찬 성질을 갖고 있지만, 끓이면 열(=불)의 기질이 덧붙여지고 또한 충분히 끓여서 가벼워지면 움직임(=바람)의 기질이 한층 강해진다.

따라서 제대로 끓인 따뜻한 물은 물, 불, 바람, 이 세 기질의 균형을 이루게 해주는, 우리 몸에 매우 적합한 음료로서 기능하게 된다.

생명은 인체의 모든 것이다. '나'라는 존재물이란 뇌나 심장과 같은 각각의 장기를 나타내는 것도 아니며, 마음이나 감정을 나타내는 것도 아니다. '나'라는 존재물은 60조 개에 달하는 세포의 집합체인 것이다.

그런데 따뜻한 물은 우리 몸의 어느 특정한 부위뿐 아니라, 생명활동과 관련한 모든 조정능력을 향상시키며 균형을 맞춰준다. 즉 우리의 생명이 본래부터 갖고 있는 '전체성'을 되찾아주는 놀라운 효능을 발휘한다고 해도 과언이 아니다.

독소를 배출한다

질병의 근원을 제거한다

사람은 매우 순수한 상태로 이 세상에 나온다. 갓난아기는 불순한 요소가 전혀 없는 순수한 존재이다.

그러나 갓난아기는 성인이 되면서 본래 갖고 있던 순수함을 잃고 만다. 곧 외부적인 영향과 불규칙한 식생활에서 오는 스트레스, 그리고 음식 찌꺼기(소화가 된 물질)는 결국 몸 속에 독소를 만들어내고 그대로 방치되면 질병의 원인이 되어버린다.

질병이란 우리 몸 속에서 독소를 정화하는 능력이 매일 들어오는 불순물을 처리하지 못해 생기는 것이다.

그런데 따뜻한 물이 그 역할을 해준다. 우리 몸의 정화력을 향상시켜 주는 것이다.

따뜻한 물은 인체에 쌓인 독소와 노폐물을 깨끗이 정화해, 우리 몸에 불필요한 물질을 체외로 배출시켜 아기 때의 순수한 상태로 되돌려준다.

인체의 정화력이 향상되어 순수성을 되찾게 되면 질병에 걸리지 않는다. 달리 말해서, 질병은 우리 몸에 독소나 스트레스가 쌓여 불순한 상태가 되었을 때 찾아오는 것이기 때문에 기능적으로나 구조적으로 깨끗해지면 저절로 사라진다.

몸의 거부반응

따뜻한 물을 마시면 위장 속에 있는 독소나 노폐물이 배출되어 깨끗해진다. 그리고 위장의 정화력이 향상되면 몸은 전체적으로 본래의 기능을 되찾아간다. 그러다 보면 당연히 몸의 정화력도 한층 향상되어 매우 순수한 상태가 된다.

한편 따뜻한 물을 계속해서 마시다 보면 간혹 발생하는 일이 있다. 몸에 맞지 않는 음식을 섭취했을 때 설사를 하는 경우가 바로 그것이다. 이런 증상을 접했을 때 우리는 혹시 위장 기능이 떨어졌기 때문이 아닐까 생각하게 되는데, 이것은 몸이 정화되는 과정에서 발생하는 일시적인 현상으로 이해하면 된다.

이것은 불순한 것에 대한 몸의 거부반응이고, 몸이 독소를 쌓아놓을 수 없게 되었다는 증거이다. 곧 몸이 순수한 상태를 유지하고 있다는 확실한 반증이 된다.

이런 반응은 음식물과 관련해서만 발생하는 현상이 아니다.

 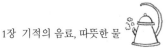

따뜻한 물을 지속적으로 마시면, 음식물에 대한 기호가 바뀔 뿐만 아니라 인간관계까지도 변화한다.

지금까지 별로 마음에 들지 않는데도 불구하고 적당히 유지해 온 인간관계가 있다면 완전히 정리하고 자신과 어울리는 새로운 사람을 만나게 될 수도 있다.

또한 몸과 마음이 모두 순수함을 유지하기 위해 활동하므로 자신의 주변과 타인에게 생기는 일에 연연하지 않게 된다. 즉 자신이 인생의 주체가 된다.

우리는 일상생활을 하면서 무의식적으로 긴장하거나, 스스로에게 무리한 행동을 요구하기도 한다. 그러나 이런 행위 역시 몸에 스트레스를 주므로 질병을 유발하는 원인이 된다.

그런데 따뜻한 물을 지속적으로 마시면 소화 기능은 물론, 체온과 호르몬의 조절, 신진대사, 자율신경의 조절, 마음의 안정에 이르기까지 모든 기능이 조화를 이루게 된다.

그 때문에 무리하게 참고, 긴장하고, 자신을 억압하는 일이 줄어든다.

질병과 거리가 먼 건강한 몸이 되며, 자신을 무리하게 자제하는 일도 사라지게 된다.

소화력, 대사력, 면역력 강화

위장의 소화력은 생명의 근원

따뜻한 물은 위장의 '소화력'을 향상시키는 효과를 갖고 있다.

소화력과 관련해 앞에서도 언급했듯이 우리 몸에는 총 13개의 불이 있으며 그 모든 불을 일으키는 불쏘시개와 같은 역할을 담당하는 것이 바로 위장의 소화력이다.

그 때문에 위장의 소화력이 좋아지면, 인체의 모든 불은 활활 타오르게 된다.

아유르베다에서는 "소화력은 생명력을 가져오는 것"이라고 말한다. 단적으로 말하면 소화력이란 인생의 즐거움을 비롯해 생명력과 수명까지도 좌우한다. 따라서 위장이 약해지면 생명을 잃게 될 수도 있다.

반대로 말하면, 따뜻한 물을 꾸준히 마셔서 소화력이 향상되면 생명력이 왕성해진다.

몸에 쌓인 음식 찌꺼기

소화력이 향상되어 몸 속에서 독소(= 아마)가 사라지면, 신진대사력도 자연스럽게 상승한다.

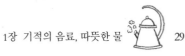

섭취한 음식물이 위장에서 연소되는 것을 '소화'라고 한다면 '대사'는 몸의 조금 더 깊은 곳에서 이루어지는 기능을 말한다.

위장에서 소화 흡수된 영양분은 혈액을 순환해 간장에 도달한 뒤, 대사의 7단계를 거쳐 신체를 구성하게 된다. 아유르베다에서는 이 대사의 7단계(7개의 조직)를 '다투'라고 하며, 다음의 순서로 이루어진다고 보았다.

혈장 → 혈구 → 근육조직 → 지방조직 → 뼈 → 골수, 신경 → 정액, 난자 → 생명 에너지(= 오자스)

이 7단계의 대사가 원만하게 진행되면 될수록 인체의 조직은 강해지는데, 첫 번째 단계에서 '혈장'이 제대로 형성되지 못하면 소화가 안 된 물질, 즉 음식 찌꺼기가 만들어지게 된다.

그런데 몸 속에 쌓인 음식 찌꺼기는 차갑고 끈적끈적하며, 우리 몸을 차게 만든다. 따라서 몸 속에 음식 찌꺼기가 증가하면, 하루 종일 몸이 나른하고 졸음이 쏟아지며, 매사에 의욕이 떨어져 무기력해진다.

이런 증상이 있을 때 우리는 쉽게 피로가 쌓였다고 생

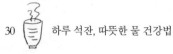

각하게 되는데, 이것은 몸에 쌓인 소화가 안 된 음식 찌꺼기 때문이다.

또한 몸 속에 음식 찌꺼기가 생기게 되면, 대사가 첫 번째 단계부터 제대로 이루어지지 못하고 두 번째 단계 이후로도 진행되지 못해 조직이 형성되지 못한다. 즉 음식물이 인체 조직을 제대로 구성하지 못하게 된다.

그 때문에 체력도 떨어지고, 몸에는 다양한 이상증상이 발생하기 시작한다.

생명 에너지와 면역력

그러나 따뜻한 물을 마심으로써 소화력이 높아져 몸 속에 있던 음식 찌꺼기가 정화되면 7단계의 대사가 매우 원활하게 이루어진다.

혈액을 비롯해 뼈와 지방도 제대로 형성되고, 신경계통으로까지도 영양분이 도달해 뇌도 활성화된다. 물론 생식기능도 향상된다.

즉 대사의 일곱 번째 단계에서 최종산물인 '생명 에너지'가 제대로 생성되면 우리 몸은 매우 건강해진다. 생명 에너지가 면역력을 가져오기 때문이다.

생명 에너지란 상당히 예민한 물질로 생명의 활력소,

 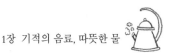

또는 갓난아기들이 갖고 있는 순수함 그 자체라고 할 수
있다.

생명 에너지를 많이 가진 사람은 생명력이 왕성해 몸
과 마음이 모두 강인하고 건강하다. 따라서 질병도 접근
하지 못한다.

단 생명 에너지는 소모품이기 때문에 매일 보충해 주지
않으면 하루가 다르게 소진된다.

그래서 따뜻한 물 마시기가 매우 중요하다. 따뜻한 물
을 지속적으로 마시면 몸이 끊임없이 정화되고, 소화와
대사로 이어지는 긴 순환이 원활하게 이루어진다.

한편 몸의 조직이 강인하고 튼튼해서 생명력이 왕성한
사람은 생명 에너지가 신체 외부로도 넘쳐나며 몸 속에서
도 빛을 발하기 시작한다. 그리고 인생 자체가 자신이 그
리는 대로 풀려나가게 된다.

7개의 조직과 생명 에너지

음식물은 소화관(입, 위, 장)에서 소화와 흡수가 이루어
져 혈액을 순환해 간장에 도달한 뒤, 아래와 같은 단계를
거쳐 최종적인 생명 에너지를 만든다.

혈장(라사, Rasa) → 혈구(락타, Rakta) → 근육조직(맘사, Mamsa) → 지방조직(메다, Medas) → 뼈(아스티, Asthi) → 골수, 신경(마짜, Majja) → 정액, 난자(수크라, Sukra) → 생명 에너지(오자스, Ojas)

오감이 예민해진다

감각을 활성화시킨다

우리는 매일 '저것이 필요해', '이것을 원해'라고 하면서 수많은 희망사항과 욕구를 갖고 살아간다. 그리고 이런 욕구와 희망사항을 자신의 외부에서 실현하기 위해 애쓴다.

이것도 절대 잘못된 행위는 아니다. 하지만 매사에 의식을 외부로만 향하고 있으면 타인과 자신이 처한 상황만 주시하게 되므로 자신의 참모습을 보는 일을 등한시하게 된다.

그런데 따뜻한 물을 지속적으로 마시면 의식은 자연스럽게 자신의 내부로 향해 현재 자신이 원하는 것이 무엇이며, 중요한 것이 무엇인지 찾을 수 있다. 즉 자신에 대

 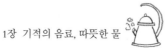

해 더 집중할 수 있게 된다.

이와 같이 자신을 자각하는 능력을 '자기 참조성'이라고 하는데, 따뜻한 물은 감각을 활성화시켜 자기 참조성을 향상시키는 역할을 한다. 그래서 따뜻한 물을 지속적으로 마시게 되면 자신의 모습이 굉장히 뚜렷하게 다가오는 것을 실감할 수 있다.

또한 상쾌하고 편안해지는 자신을 예민하게 느낄 수 있다.

독소가 쌓이면 둔감해진다

한 예로 달콤한 음식을 굉장히 좋아하는 사람이 있다고 가정해 보자.

그리고 좋아하는 음식이라며 무절제하게 먹는다면, 자기 참조성은 높다고 할 수 없다. 몸이 '이제 충분하게 먹었다'고 말하고 있을 터인데도 자신의 상태를 파악하지 못하고 있는 것이다.

그러나 자기 참조성이 높은 사람은 자신의 본모습을 감각적으로 인지할 수 있어 '과식을 했으므로 한동안 먹지 말자'는 판단도 가능하고, 매사에 적절한 양과 질을 선택할 수가 있다.

곧 자기 참조성이 향상되어 감각이 살아나면 질병도 예방할 수 있고, 이미 나타난 증상도 개선할 수 있게 된다.

그런데 몸 속의 독소(아마)는 자기 참조성을 떨어뜨리는 원인이 된다.

정신적인 스트레스(마음 속의 음식 찌꺼기)를 받거나 독소(몸 속의 음식 찌꺼기)가 쌓여 있으면, 자기 참조성이 떨어지고 감각이 둔해져 자신을 찾지 못하고 만다.

마음의 평온을 찾을 수 있다

따뜻한 물이 정신적인 면에 미치는 효과에 대해 좀 더 이야기해 보기로 한다.

아유르베다에서는 인간의 마음에는 사트바(sattva, 순수성), 라자스(rajas, 활발성, 운동성), 타마스(tamas, 비활발성)라는 세 가지의 기질이 있다고 본다.

인간은 누구나 이 세 가지 기질을 지니고 있는데, 따뜻한 물은 이 중에서 특히 순수성(사트바)을 향상시킨다. '라자스'는 무엇인가를 추구하는 활동적인 성질이며, '타마스'는 라자스와 반대로 덮고 숨기는 둔감한 성질이다. 우리가 잠을 자는 이유는 타마스라는 기질 때문이다.

이 세 가지 기질은 일반적으로 연령에 따라 우위성이

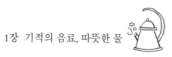

1장 기적의 음료, 따뜻한 물　35

변화한다. 25세까지는 타마스, 50세까지는 라자스, 50세 이후로는 사트바가 우위를 점한다. 따라서 20대 무렵에 함부로 행동하고, 실패도 하고, 사람들에게 폐를 끼치는 것은 어찌 보면 당연한 일이라 할 수 있다.

마음의 순수성은 원래 나이 들면서 증가하는 기질인데, 따뜻한 물을 지속적으로 마시면 정신적인 성숙이 빨라지고 매사에 마음의 안정을 찾을 수 있다. 그렇게 되면 소소한 일로 불안해하거나 눈앞의 작은 일로 고민하는 일도 감소해, 무슨 일이든 편안하게 대응해 나갈 수 있다.

순수성(사트바)의 향상은 정신적인 성장이란 측면에서도 매우 중요하다. 하루하루가 평온하고 주위로부터 신뢰를 받는 정신의 소유자라면 일에서나 인생에서나 막힘없이 잘 풀려나갈 것이다.

자연치유력을 높인다

누구에게나 효과가 있다

따뜻한 물이 누구에게나 효과가 있다는 것은 예외가 없는 사실인데, 그럴만한 이유가 있다.

인간은 누구나 자연지성(自然知性)을 갖고 태어난다. 자연지성이란 무엇일까? 한 개의 수정란은 어머니의 몸 속에서 세포분열을 반복해 갓난아기로 태어날 때까지 60조 개의 세포로 분열한다. 그리고 그 과정 속에서 손, 발, 신경조직, 뼈, 피부, 내장과 같은 인체의 모든 장기를 형성하게 되는데, 이 과정은 매우 자연스러운 현상이며 자동적으로' 이루어진다.

누군가의 과학적인 처치로 만드는 것이 아니라, 누구나 자동적으로 그렇게 만들어진다.

이것은 의식이나 사고의 수준을 초월하는 것으로, 즉 측정이 불가능한 완벽함을 가진 조화로운 지성이다. 아유르베다에서는 이것을 '자연지성'이라고 한다.

따뜻한 물을 마셔서 자연지성의 기능을 저해하는 독소가 배출되어 스트레스가 해소되면, 선천적으로 타고나는 자연지성이 활성화된다. 따라서 따뜻한 물은 모든 사람에게 효과가 있다.

자연지성의 프로세스

자연치유력은 자연지성이 가진 능력의 하나이다.

몸에 생긴 상처가 나으려면 우리 몸은 수백 수천 개에

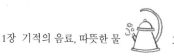

달하는 프로세스가 작동하는데 이 일련의 과정을 자연치유력의 발현이라고 한다. 백혈구가 외부의 침입자와 싸우기도 하고, 새로운 모세혈관과 피부가 형성될 때 자연스럽게 진행되는 이 프로세스는 모두 자연지성의 행위다. 따라서 자연지성이 활성화되면 자연치유력은 저절로 향상되어 질병에 잘 걸리지 않게 된다.

최강의 음료인 진짜 이유

사람은 왜 질병에 걸릴까?

우리 몸 속에서 아주 작은 초기의 암세포는 항상 생겨난다. 하지만 이것은 앞서 말한, 선천적으로 갖고 태어나는 자연지성이 제대로 기능하면 자연스럽게 사라진다.

그러나 자연지성이 허약해 외부에서 들어온 세포와 싸우지 못하거나, 몸 속의 조절 기능이 균형을 이루지 못하면 질병에 걸리게 된다.

단적으로 말하면, 모든 질병은 자연지성을 잃었을 때 생긴다.

류머티즘 관절염이나 바세도우병(그레이브스병)과 같은

자기면역질환(세균이나 바이러스와 같은 외부 침입자로부터 몸을 지켜주어야 할 면역세포가 이상을 일으켜 자신의 몸을 공격하는 질병)은 자연지성이 없을 때 발생하는 전형적인 질병이다.

본래 인간의 면역 시스템은 외부에서 들어온 '내 것이 아닌 것'을 공격하기 위한 것이지만, 자신의 몸을 공격하는 자기면역질환이기도 하다.

그래서 치료를 위해 면역 억제제가 사용되는데, 초기의 경우에는 '자기지성'이란 시스템이 제 기능을 하게 되면 면역 억제제를 사용하지 않더라도 충분히 치료될 수 있다. 그런데 무리하게 약을 사용해 면역 기능을 억제할 경우, 자연지성은 더욱 허약해진다. 아유르베다 의료에서는 질병이 어느 정도 진행되지 않은 상태에서는 약을 사용하지 않는다.

감기에 걸렸는데 열이 나지 않는 이유

여기까지 읽었다면 이해가 되었을 것이란 생각이 드는데, 자연지성이 활성화되는 건강한 사람은 무엇보다 감기에 잘 걸리지 않는다. 인플루엔자와 같은 바이러스가 몸 속으로 들어왔을 때 적절한 구제가 이루어져 감기에 걸리지 않게 된다.

하지만 몸이 허약해 외부의 공격에 대응해야 하는 상태가 되면 감기에 걸리게 된다.

한편 자기지성이 한층 더 약해지면 감기조차 걸리지 않는다.

예를 들면, 고령자에게 많이 발견되는 증상인데 감기에 걸렸는데도 열이 나지 않는 경우가 있다. 이것은 몸이 독소를 제대로 연소시키지 못해 열조차 내지 못하는 상태이다. 즉 몸이 휴식을 취할 수 있는 상황을 만들어내기 위해 애쓰게 되므로 몸이 무거워지고 관절에 통증이 생기는 등 감기와 같은 증상이 나타나는 것이다.

감기는 몸이 깨끗하다는 증거

최근에는 감기가 올 것 같은 조짐이 있으면 바로 약을 먹는 사람이 많아 보인다.

그러나 어떤 의미에서 보면 감기는 몸 속에 쌓인 독소(=아마)를 배출시켜 리셋하려고 하는 인체의 자연스런 현상이다. 곧 몸이 스스로 열을 내 독소를 태워서 원래 상태로 되돌아가려는 것이다.

따라서 감기는 물을 충분히 마신 뒤 휴식을 취하면 자

연스럽게 낮게 마련이다. 그런데 바로 열을 잡겠다며 약을 먹으면 오히려 잘 낫지 않고 질질 끌며 오래 가게 된다. 또한 몸을 제대로 쉬지 않고 약만 먹어 증상을 가라앉히려고 하면 자연지성이 약해지고 만다.

현대인은 누구나 바쁘고 경황이 없어서 눈앞에 보이는 상황에 좌지우지되는 경향이 있다. 하지만 본래의 자연지성을 되찾는다는 것은 결과적으로는 자신이 추구하고자 하는 인생 목표에 도달할 수 있는 지름길이란 사실을 기억했으면 한다.

그리고 따뜻한 물을 마시는 일이야말로 자연지성을 강화해 자연치유력을 높일 수 있는 가장 간단한 방법이란 사실도 잊지 않았으면 한다.

만드는 법 & 마시는 법

따뜻한 물 만드는 법

따뜻한 물은 몸과 마음을 건강하게 만드는 매우 소중한 음료인데, 만드는 법과 마시는 법이 어렵지 않다.

순수한 물을 골라 제대로 끓이기만 하면 된다.

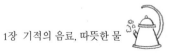

따뜻한 물의 효과를 가장 잘 즐길 수 있는 물은 무엇보다 '순수한 물'이다. 즉 자연에 가까운 물이 좋다. 완전한 물은 부패하지 않는다. 정수기 물이나 수돗물도 충분한 효과를 기대할 수 있고, 우물물이나 샘물도 괜찮다. 제대로 끓이기만 하면 된다.

그렇다고 해도 방사능으로 오염된 물은 끓여도 완전하게 정화되지 않으므로 스스로 납득이 가는 정도의 물을 선택하면 그것으로 충분하다.

1. 주전자에 깨끗한 물을 담고 뚜껑을 닫은 뒤 강한 불에 끓인다.
2. 물이 끓으면 수증기가 날아가도록 뚜껑을 열고 계속 끓이되, 불을 약하게 조절한다.
3. 그 상태에서 10~15분간 더 끓인다.
4. 마실 수 있을 정도의 따뜻한 물을 홀짝홀짝 마신다. 남은 물은 보온병에 담아놓고 당일에 모두 마신다.

홀짝홀짝 마시는 것이 요령

막 끓여낸 물을 따뜻한 상태로 해서 홀짝홀짝 마신다. 시원한 맥주처럼 벌컥벌컥 마시지 말고, 조금씩 홀짝

홀짝 마시는 것이 효과적이다. 이렇게 마셔야 위장에 부담이 적다.

뜨거운 것을 후후 불어 조금씩 식혀가면서 마신다고 생각하면 된다.

아침에 끓인 물은 보온병에 담아 보관하면서 그날 모두 마신다면 문제가 없다.

다시 말하지만, 따뜻한 물이란 완전히 식지 않은 따뜻한 상태의 물을 말한다. 그렇다고 마시기 힘들 정도로 뜨거울 필요는 없으므로 물의 온도는 몸 상태에 맞춰 조절한다(4장에서 소개하는, 몸 상태에 따른 따뜻한 물 마시는 법을 참조한다).

아침 일찍 마신다

아침에 눈을 뜨면 먼저 한 컵(150cc 정도)의 물을 5분에서 10분에 걸쳐 천천히 마신다. 이렇게 하면 위장이 따뜻해지면서 대사가 전체적으로 활발해지며, 우리 몸은 하루의 활동을 준비하게 된다. 또한 몸 속의 노폐물을 배출시켜 장 속을 깨끗이 하므로 배설을 촉진하는 효과도 있다.

식사할 때도 한 컵씩 마신다

아침, 점심, 저녁 식사 때마다 밥을 먹으면서 따뜻한 물을 한 컵 마신다. 밥을 몇 숟가락 떠서 먹은 뒤, 따뜻한 물을 한 모금씩 반복적으로 마시면 효과가 커진다. 이렇게 하면 소화력이 향상되어 음식물이 잘 소화된다.

식간에도 마시면 효과가 크다

식간(끼니와 끼니 사이)에 20~30분 간격으로 한 모금, 한 모금 조금씩 마신다. 위장이 따뜻해져 소화력이 향상되기 때문에 몸 속에 남아 있는 음식 찌꺼기가 쉽게 소화된다.

과할 정도로 많이 마시지 않는다

하루 마시는 따뜻한 물의 양은 5~6컵 정도(700~800cc)가 적당하다. 더 이상 마시면 몸 속의 필요 성분까지 빠져 나가 오히려 위장에 부담을 주게 된다. 지나치게 마시지 않도록 각별한 주의를 기울이자.

이 밖의 효과적인 물 마시기 방법에 대해서는 2장에서 자세히 설명하겠다.

알아두면 쓸모있는 건강식 1

만능 기름, 기버터

기버터(인도산 버터)는 아유르베다에서는 가장 순수한 기름으로 보는 것인데 무염 버터로 만든다.

기버터는 소화력을 강화할 뿐 아니라 생명 에너지가 다량 함유되어 있어 요리에 적당량 넣으면 건강에 좋은 음식을 얻을 수 있다. 평소 요리에 사용하길 권한다.

준비물

무염 버터, 스푼, 거즈, 볼, 유리 용기(보존 용기)

만드는 법

1. 무염 버터를 냄비에 담아 중불에 녹인다.

2. 버터가 녹기 시작해서 황금색 기름이 되어 표면에 크림 모양의 하얀 것이 떠오르면 불을 줄인다.

3. 표면에 뜨는 크림 모양의 거품을 스푼으로 모두 거둬낸다. 이때 휘저으면 안 된다.

4. 버터 색이 투명해지면서 냄비 밑바닥에 조금 눌러붙는다 싶을 때 불을 줄인다.

5. 기버터가 식기를 기다렸다가 유리 용기에 옮겨 담는다. 이때 거즈를 이용해 몇 차례 걸러내면 한층 더 순수한 맛의 기버터를 만들 수 있다.

6. 냉장고에 보관하여 사용한다.

사용법

- 식용 오일이기 때문에 어느 요리에나 사용할 수 있다.
- 잠이 오지 않을 때 이마에 조금 바르면 숙면을 취할 수 있다.
- 눈이 피로하고 침침하고 건조할 때, 눈꺼풀에 소량 바르면 증상이 완화된다.

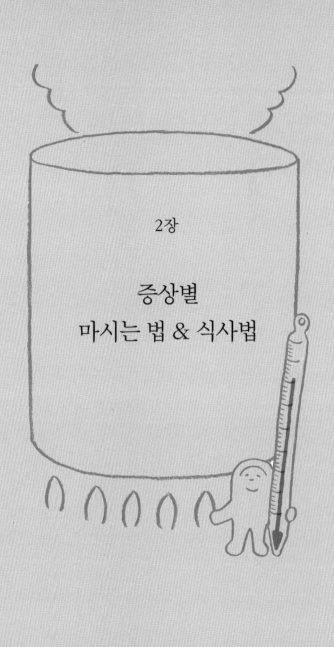

2장

증상별
마시는 법 & 식사법

알레르기

겨울철에는 과식하지 않는 것이 포인트

잘 알려진 사실은 아니지만 꽃가루 알레르기는 몸 속에 음식 찌꺼기가 쌓여 있을 때 생긴다. 몸에 쌓인 음식 찌꺼기가 꽃가루에 반응해서 생기는 증상이다. 따라서 따뜻한 물을 꾸준히 마셔서 몸 속의 음식 찌꺼기가 정화되면 꽃가루 알레르기는 자연스럽게 개선된다.

꽃가루 알레르기는 달콤하고 칼로리가 높은 음식과 깊은 관련이 있다.

특히 밀가루, 설탕, 유제품(특히 크림류), 초콜릿은 좋지 않다. 이런 음식을 저녁 식사 후에 디저트로 먹으면 음식 찌꺼기가 되기 쉬우므로 반드시 주의를 기울여야 한다.

 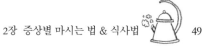

겨울철에 이 4대 식품을 과식함으로써 몸 속에 음식 찌꺼기가 쌓인 상태에서 봄을 맞이하면 꽃가루 알레르기 증상이 나타난다. 따라서 이들 음식물의 섭취를 의식적으로 자제하면 봄철에 꽃가루 알레르기 증상은 심하게 나타나지 않는다.

향신료로 정화를 촉진한다

향신료는 몸 속에 쌓인 음식 찌꺼기를 한층 빨리 연소시켜 몸을 정화하는 기능을 한다.

꽃가루 알레르기로 고민하는 사람들에게는 특히 강황, 고수, 회향풀, 생강, 흑후추 등 다섯 가지의 향신료를 권한다.

강황은 알레르기 반응을 잠재우는 효과가 있으며, 고수는 알레르기 반응을 중화시키는 효과를 갖고 있다. 또한 생강과 흑후추는 음식 찌꺼기를 정화해 노폐물을 배출시키는 효과를 발휘한다.

모두 분말로 된 것이 좋다. 평소에 수프나 볶음 요리에 사용하는 등 적극적으로 활용하면 좋다.

이 증상에 효과적인, **따뜻한 물 마시는 법**

1. 아침에 일찍 마신다.

2. 세 끼 식사 때, 밥을 먹으면서 마신다.

3. 끼니와 끼니 사이에 20~30분 간격으로 마신다.

환절기 피부질환

두드러기와 음식 궁합

두드러기는 소화율이 떨어지는 식재료를 섞어 먹을 때 잘 생기는 증상이다. 소화율이 떨어지는 음식 찌꺼기가 몸에 쌓여 두드러기가 일어나므로 따뜻한 물을 마셔서 몸속이 정화되면 증상은 가라앉는다.

쌀을 주식으로 하는 우리 식생활은 칼로리 섭취가 높은 편이다. 또한 최근에는 파스타나 빵과 같이 밀가루로 만든 음식도 많이 먹는 추세인데, 밀가루는 쌀 이상으로 칼로리가 높다.

두드러기와 같은 알레르기가 잘 생기는 사람은 53쪽에 소개하는 '소화율이 떨어지는 식재료'를 이것저것 섞어 먹지 않는 것이 좋다.

가벼운 식사가 효과적

평소에 우리가 자주 먹는 '빵 + 고기 + 달걀', '나또 + 밥 + 구운 생선'과 같은 메뉴는 유감스럽게도 '소화율이 떨어지는 음식 + 칼로리가 높은 음식'이다. 즉 좋지 않은 음식 궁합이다. 엄밀하게 구분하기는 어렵지만, 가능하면 소화율이 떨어지는 식재료를 이것저것 섞어서 먹지 않는 식단에 대한 연구가 필요하다.

또한 평소에 전체적으로 양을 줄이거나 저녁에는 소량만 먹는 노력을 하면 두드러기의 고통에서 벗어날 수가 있다.

닭고기, 잔물고기, 통밀, 장미(長米 · long grain, 소화가 잘되고 주로 더운 지방에서 애용하는 쌀), 끈적거리는 야채, 대두 이외의 콩, 메밀국수 등 가벼운 식재료를 추천한다.

이 증상에 효과적인, 따뜻한 물 마시는 법

1. 아침에 일찍 마신다.

2. 세 끼 식사 때, 밥을 먹으면서 마신다.

3. 끼니와 끼니 사이에 20~30분 간격으로 마신다.

소화율이 떨어지는 식재료들

아래에 열거하는 식재료들은 위장에 부담을 주고 소화가 잘 되지 않아 몸 속에 음식 찌꺼기를 만든다. 알레르기에 예민한 사람이라면 가급적 많이 먹지 않도록 주의하고, 무엇보다 섞어 먹지 않는 것이 좋다.

- 소고기, 돼지고기, 생선류(멸치 같은 작은 생선은 제외)
- 오징어, 문어, 생식(회, 생야채)
- 유제품(치즈, 요구르트 등)이나 기름을 많이 사용한 요리
- 튀김, 설탕이 많이 들어간 단 음식(특히 찬 것)
- 정백 밀가루(빵, 파스타, 피자 등)
- 쌀(현미, 백미, 찹쌀)
- 끈적거리는 음식(오쿠라, 아보카도)
- 뿌리류(토란, 참마, 마, 고구마)
- 연근, 우엉, 계란 요리, 대두와 대두 제품(두부, 나또)
- 레몬, 바나나, 복숭아, 은행(소화가 잘 안 되는 과일)
- 그 밖의 찬 음식

알레르기성 비염

음식 궁합도 재검토가 필요

따뜻한 물을 마셨더니 알레르기성 비염이 좋아졌다는 말도 자주 듣고 있다.

따뜻한 물이 몸 속의 독소를 배출시키면, 꽃가루 알레르기나 비염과 같은 점막 계통의 증상이 확실히 개선된다.

따뜻한 물을 마셨는데도 개선되지 않는다면 음식 궁합에 대한 재검토가 필요하다. 앞서 말한 두드러기처럼 대부분의 알레르기 증상은 음식 궁합에서 그 원인을 찾아볼 수 있다.

아래에 설명하는 식재료의 조합을 참고하면 좋다.

- 우유는 감귤계의 과일, 발효식품, 육류, 어류, 야채류, 우유 이외의 유제품, 계란, 알코올류, 소금기 있는 음식과 함께 먹으면 좋지 않다. 우유를 제대로 마시는 법은, 따뜻하게 해서 공복에 우유만 마시는 것이다. 단, 곡물로 만든 달콤한 도넛이나 쿠키는 함께 먹어도 상관없다.

- 요구르트는 우유, 치즈, 산미가 있는 과일, 멜론, 바나나, 육

류, 어류과 함께 먹으면 좋지 않다.

- 계란은 우유, 요구르트, 멜론, 바나나, 가지, 토마토, 감자
  와 함께 먹으면 좋지 않다.

- 과일은 유제품, 탄수화물, 육류, 어류, 튀김과 함께 먹으면
  좋지 않다. 과일은 잘 익은 것을 골라 공복에 단독으로 먹
  는 것이 좋고, 저녁에 먹을 것을 권한다.

  특히 식후에 디저트로 과일을 먹는 것은 절대 좋은 섭취 방
  법이 아니란 점을 강조하고 싶다. 과일은 다른 식품들과
  소화 속도가 달라 다른 음식물과 함께 섭취하면 뱃속에서
  부패해 음식 찌꺼기를 만들게 된다. 단, 불을 이용해 조리
  한 콤포트(설탕에 절인 과일)나 말린 과일은 식사하면서
  먹어도 괜찮다.

이 증상에 효과적인, 따뜻한 물 마시는 법

1. 아침에 일찍 마신다.
2. 세 끼 식사 때, 밥을 먹으면서 마신다.
3. 끼니와 끼니 사이에 20~30분 간격으로 마신다.

불임증

몸과 마음이 따뜻해지면 임신도 어렵지 않다

몸이 차면 불임이 되는 경우가 있다. 그 때문에 따뜻한 물을 지속적으로 마셔서 몸이 따뜻해지면 의외로 쉽게 임신이 되는 경우가 많다.

한편 불임에 대한 고민으로 인해 정신적으로 허약해지면 자신을 부정하게 된다. 그러나 따뜻한 물을 마셔서 몸과 마음이 따뜻해지면 부정적인 생각은 사라지고, 스스로를 있는 그대로 받아들이며 미래에 대한 희망도 갖게 된다.

일반적으로 불임증은 마음에서 그 고민을 내려놓는 순간 해결되는 경우가 많다. "고민을 내려놓자 임신이 되었다"는 말을 종종 듣지 않는가? 따뜻한 물이 긍정적인 사고를 돕는 절대적인 음료로 작용하기 때문이다.

효과를 배가시키는 식재료

된장과 매실장아찌 등의 식재료는 따뜻한 물의 효과를 배가시킨다.

따뜻한 물을 마시면서, 따뜻한 된장국과 매실장아찌를

함께 먹으면 불임증은 쉽게 해소된다. 그리고 앞에서 말한 설탕, 밀가루 등과 같이 소화가 잘 안 되는 음식(53쪽)을 먹거나 그런 음식들과 섞어 먹지 않으면 임신 확률은 더 높아진다.

이것은 여성에 국한되지 않고 남성의 정력에도 좋은 효과를 발휘한다.

단, 정자나 난자가 잘 자라기 위해서는 자양분이 필요하기 때문에, 어느 정도 칼로리가 나가는 음식물을 섭취해도 문제될 것은 없다. 또한 칼로리가 높은 음식물이라며 전혀 먹지 않으면 오히려 역효과가 올 수 있으므로 주의가 필요하다.

중요한 것은 칼로리가 높은 음식물들을 섞어서 먹지 않고, 절대 과식을 하면 안 된다는 점이다.

갓 지은 밥에 적절한 기름기가 있는 반찬을 잘 챙겨 먹도록 하자.

이 증상에 효과적인, 따뜻한 물 마시는 법

1. 아침에 일찍 마신다.

2. 끼니와 끼니 사이에 20~30분 간격으로 마신다.

동맥경화

혈관이 막히는 질병

동맥경화란 동맥이 노화로 인해 탄력성을 잃고 단단해지거나 동맥 속에 이런저런 물질이 끼어 혈액이 잘 흐르지 못하게 되는 상태를 말한다.

서양 의학에서는 동맥경화를 일단 발병하면 개선이 되지 않는 질병으로 판단하는데, 따뜻한 물을 마시면서 식생활을 개선하면 낫는 경우도 적지 않다.

단적으로 말하면 동맥경화는 혈관이 막히는 질병이다. 즉 음식 찌꺼기가 혈관을 막고 있는 상태를 말한다. 따라서 따뜻한 물을 지속적으로 마시면 소화력이 향상되고 음식 찌꺼기가 연소되면서 동맥경화가 개선된다.

점심을 메인 식사로

하루 중 인간의 소화력 순서를 살펴보면 '낮 〉밤 〉아침'의 순으로 강약이 있다. 동맥경화가 발병한 사람은 소화력이 확실히 떨어진 상태이므로 소화력이 가장 좋은 시간대인 점심을 하루의 메인 식사로 해야 한다. 점심을 잘 챙겨먹고 아침과 저녁 식사는 가볍게 한다.

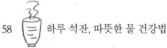

저녁 식사를 메인으로 하면 혈액순환이 잘 이루어지지 않는다. 밤 시간대는 우리가 상상하지 못할 정도로 소화력이 약해진 상태라, 소화가 잘 안 되는 음식물을 섭취하면 곧바로 음식 찌꺼기로 변화한다.

동맥경화로 의심이 간다면, 일 주일에 하루 정도는 저녁에 수프 정도로 간단한 식사를 하면 큰 효과를 기대할 수 있다. 수프는 야채나 콩류로 만든 부드러운 것이 좋다.

따뜻한 물을 마시면서 식사에 주의를 기울여 기본적인 소화력을 회복하게 되면 동맥경화는 자연스럽게 사라지게 된다.

이 증상에 효과적인, 따뜻한 물 마시는 법

1. 아침에 일찍 마신다.

2. 세 끼 식사 때 밥을 먹으면서 마신다.

3. 끼니와 끼니 사이에 20~30분 간격으로 마신다.

4. 식후 산책을 마친 뒤 100cc 정도 마신다.

관절염

요구르트가 관절통을 유발한다?

관절통은 관절에 음식 찌꺼기가 쌓였을 때 생기는 증상이다. 때문에 따뜻한 물을 마셔서 음식 찌꺼기가 정화되면 치료되는 경우가 많다.

관절통을 일으키는 음식 중에 요구르트가 있다. 섭취한 음식물에 따라 음식 찌꺼기가 잘 쌓이는 부위가 달라지는데, 관절에는 특히 요구르트가 만드는 음식 찌꺼기가 잘 쌓인다.

요구르트는 소화에 도움을 주는 음식으로 알려져 있지만, 사실은 칼로리가 높고 찬 음식이라 소화가 잘 되지 않는 식품이다. 건강을 위해 요구르트를 열심히 먹는 사람도 있는데, 절대 권하고 싶지 않은 음식이다. 특히 관절통이 있는 사람은 요구르트 섭취를 자제하기만 해도 통증 감소를 경험할 수 있다.

관절 류머티즘으로 통증을 겪는 사람, 그리고 초기 단계에 있는 사람도 요구르트는 먹지 않는 것이 좋다. 요구르트 대신에 따뜻한 물을 적극적으로 마시면 통증을 잡을 수 있다.

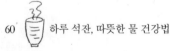

이 증상에 효과적인, 따뜻한 물을 마시는 법

1. 아침에 일찍 마신다.

2. 세 끼 식사 때 밥을 먹으면서 마신다.

3. 끼니와 끼니 사이에 20~30분 간격으로 마신다.

당뇨병

당뇨병은 대사 정체가 원인

당뇨병은, 섭취한 음식물이 소화되는 과정에서 생명 에너지가 제대로 생성되지 않을 때 생기는 질병이다. 엄밀하게는 몸의 조직을 형성하는 대사의 7단계 중, 첫 번째 단계가 잘 이루어지지 않아 생긴다. 대사의 7단계를 한번 더 확인해 보기로 하자.

혈장 → 혈구 → 근육 → 지방 → 뼈 → 골수, 신경 → 정액, 난자 → 생명 에너지

당뇨병 환자는 소화력이 약하기 때문에 '혈장'에서 '혈구'로 이어지는 대사의 첫 단계에서 이미 정체현상이 발

 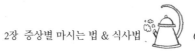

생하므로 혈중의 당 수치가 상승한다.

곧 당뇨병이 심할 경우 발기부전 증상이 동반되는 것은 이 첫 번째 대사가 제대로 이루어지지 못하기 때문이다. 첫 단계의 대사가 제대로 이루어지지 못하므로, 자양분이 일곱 번째 단계의 '생식기'로 미치지 못하는 것은 당연한 일이다.

따라서 따뜻한 물을 지속적으로 마셔서 몸 속의 음식 찌꺼기가 연소되고, 7단계의 대사가 원만하게 이루어지면 초기 당뇨병 정도는 충분히 개선될 수 있다.

소화력을 높이는 식재료

소화력을 향상시켜 주는 음식에 생강이 있다.

생강은 위장의 불(=아그니)뿐 아니라 간장의 불에도 활력을 주기 때문에 몸 전체의 대사력 향상과 혈당 안정에 도움을 준다. 물 한 컵에 생강을 슬라이스로 잘라 두세 장 넣어 마신다. 분말로 된 생강도 효과적이다. 분말은 강한 효능이 있기 때문에 조금만 넣어도 충분하다.

한편 위가 약하고 과거에 위궤양을 앓은 이력이 있는 사람에게 생강은 자극적일 수 있으므로 별로 권하지 않는다.

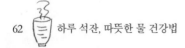

이 증상에 효과적인, 따뜻한 물 마시는 법

1. 아침에 일찍 마신다.

2. 세 끼 식사 때 밥을 먹으면서 마신다.

고혈압

육류와 생선의 과식

혈압은 오르락내리락하게 마련이지만, 수축기혈압(심장이 혈액을 내보낼 때의 혈압)은 과하게 긴장하거나 스트레스를 받으면 올라간다.

이런 현상은 몸의 불의 기질(=피타)과 바람의 기질(=바타)이 균형을 이루지 못할 때 발생한다. 이완기혈압(심장이 수축할 때 혈관에 가해지는 압력)은 물의 기질(=카파)이 조화를 이루지 못해 몸이 무겁고 순환이 제대로 되지 않을 때 높아진다.

혈압이 높은 사람은 우선적으로 고기나 생선의 과도한 섭취를 자제해야 한다. 육류와 생선을 많이 먹으면 몸의 바람과 불과 물의 기질의 균형이 깨지기 때문이다.

특히 육류와 생선을 먹은 후 소화가 되지 않은 찌꺼기

 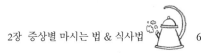

가 몸 속에 쌓이면 이완기혈압이 올라간다.

따뜻한 물을 마시면 몸의 자율조절능력(23쪽 참고)이 향상되고, 소화율이 떨어지는 음식물 섭취를 자제하면 혈압은 자연적으로 내려간다.

따라서 따뜻한 물을 지속적으로 마시면서 야채 위주의 식사를 하면 혈압에 대한 걱정은 의외로 쉽게 해결된다.

고혈압이 심하면 녹내장이 올 수도

고혈압인 사람이 평소에 육류와 생선 등 소화율이 떨어지는 음식을 많이 먹으면 녹내장이 생길 위험이 커진다. 녹내장은 시야가 서서히 좁아지는 질병인데, 눈 안에 쌓인 음식 찌꺼기로 인한 각막 괴사가 원인이다.

소화가 잘 안 되는 육류와 생선의 과도한 섭취는 몸에 좋을 것이 하나도 없다. 육류와 생선이 꼭 먹고 싶다면 가급적 점심에 먹고, 밤에는 절대 많이 먹어서는 안 된다.

이 증상에 효과적인, 따뜻한 물 마시는 법

1. 아침에 일찍 마신다.
2. 세 끼 식사 때 밥을 먹으면서 마신다.

시력

노안에도 따뜻한 물을

따뜻한 물을 계속해서 마시면 위장의 소화력이 향상되어 몸 속의 음식 찌꺼기가 연소되면서 몸의 냉증이 사라진다는 것은 앞서 말한 바와 같다.

또한 위장의 불이 활발해지면, 결국 그 불이 불쏘시개 역할을 해 온몸에 분포되어 있는 13개의 불이 타오르기 시작한다.

우리의 시력을 주관하는 망막은 이 불의 힘(엄밀하게는 균형을 이룬 피타)을 바탕으로 유지되는 기관이다. 따라서 불의 힘이 활발해지면 침침하고 피곤했던 눈은 좋아지고 노안도 예방할 수 있다. 때로는 시력 자체가 회복되는 경우도 있다.

생꿀은 눈에 좋다

눈의 기능 개선과 관련해서는 가공하지 않은 생꿀(자연 숙성 꿀)의 섭취를 권한다. 생꿀은 기본적으로 생명 에너지가 높은 식품으로 상당히 좋은 불의 기질을 갖고 있다. 따뜻한 물이 즉각적으로 혈액에 흡수되므로 소화도 될 필요가 없어 눈과 뇌의 피로회복에 즉효성을 발휘한다.

단, 먹는 방법에는 원칙이 있어 주의를 기울여야 하는데, 가열하지 않은 생꿀은 반드시 공복에 먹어야 한다는 것이다. 꿀벌은 40도 이상의 열을 가하면 순수한 성분이 변질되어 독소를 내기 시작한다.

또한 매 끼니와 끼니 사이에 단독으로 먹는 것이 이상적이다. 곡물이나 단 음식과 함께 먹으면 모처럼 먹은 벌꿀의 순수한 성분의 흡수가 방해되기 때문이다.

이 증상에 효과적인, 따뜻한 물 마시는 법

1. 아침에 일찍 마신다.
2. 세 끼 식사 때 밥을 먹으면서 마신다.

구내염

과식이 원인

구내염은 소화가 안 된 물질, 즉 음식 찌꺼기 그 자체이다.

구내염은 음식 찌꺼기가 입 속에 생겼을 때 발병하는

 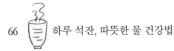

것으로, 구강점막 위로 나온 음식 찌꺼기가 스스로 연소되려고 한 결과 점막 자체도 함께 연소되어 하얗게 구멍이 난 것이다.

따라서 따뜻한 물을 마셔서 몸 속의 음식 찌꺼기가 연소되면 구강점막 위로 올라오는 일 자체가 사라지므로 구내염 증상은 나타나지 않는다.

구내염은 대부분 과식에 원인이 있다.

음식 찌꺼기를 만들지 않는 음식 섭취

현대인의 몸 속에 음식 찌꺼기가 생기는 큰 원인 중 하나는 공복이 아닌 상태에서 또 다시 새로운 식사를 하는 것이다.

먼저 먹은 음식물이 위 속에 남아 있는 상태에서 다시 음식물을 섭취하면 서로 뒤섞이면서 소화 프로세스에 혼란이 오기 때문에 전체적으로 소화가 잘 안 되고 음식 찌꺼기가 생성된다.

또한 잔치나 접대 등 오랜 시간에 걸쳐 먹는 행위도 구내염을 일으키는 원인이 된다. 한 끼의 식사 시간은 30분 이내가 적당하다.

이 증상에 효과적인, 따뜻한 물 마시는 법

1. 아침에 일찍 마신다.

2. 세 끼 식사 때 밥을 먹으면서 마신다.

3. 끼니와 끼니 사이에 20~30분 간격으로 마신다.

생리통

과식을 자제하면 개선된다

생리 전이 되면 까닭 없이 단 음식이 당긴다는 사람이 많은데, 그렇다고 당기는 대로 먹으면 생리통은 더 심해진다. 생리통을 불러일으키는 근본적인 원인 중 하나가 바로 음식 찌꺼기이다.

따뜻한 물을 꾸준히 마시면 몸 속의 음식 찌꺼기는 하루가 다르게 연소가 이루어지므로 과식을 하지 않게 된다.

한편 소화력이 좋아서 생명 에너지가 충만한 사람은 생리 즈음에도 생리전 증후군 따위로 고생하는 일이 없다. 또한 섭취 욕구가 생겼다 해도 자기 참조성이 높아진 상태라 충분히 자제가 가능하다.

한편, 과식에 대한 욕구를 떨쳐버리기 힘들 때는 산책을 권한다. 또한 일찍 잠자리에 드는 것도 생리통을 줄이는 데 효과가 있다.

이 증상에 효과적인, 따뜻한 물 마시는 법

1. 아침에 일찍 마신다.
2. 세 끼 식사 때 밥을 먹으면서 마신다.

빈혈

소송채와 함께 음용한다

빈혈이 생기는 원인은 다양한데 대개의 경우 혈액이 제대로 생성되지 않을 때 발생한다.

빈혈도 역시 따뜻한 물을 마셔서 개선할 수 있다. 몸의 대사력이 상승해 '혈장 → 혈구'로 제대로 이행하면 섭취한 음식물이 잘 소화되면서 혈액이 생성되어 자연적으로 치료된다.

빈혈이 있을 때는 대개 불의 기질이 약해진 상태이므로, 녹황색 채소인 소송채(고마츠나)를 먹으면 좋다.

신선한 소송채를 데쳐서 믹서에 갈아 매일 한 컵씩 마신다. 소송채 한 다발의 양이면 좀 많다고 느껴지겠지만 음료로 만든 것이어서 먹기 어렵지 않다. 소금과 후추 등으로 맛을 내거나 수프를 만들어 먹어도 괜찮다.

소송채를 갈아 마시면 위장에 부담이 없고 소화도 잘되기 때문에 곧바로 혈액이 생성된다. 즉 즉효성이 있으므로 빈혈이 심하고 여간해서는 체중이 증가하지 않는 마른 체형의 사람이라면 반드시 먹어볼 것을 권한다.

이와 반대로 체중 증가가 걱정되는 사람은 소송채를 먹으면 대사력이 높아지므로 체중 감소를 꾀할 수 있다.

또한 기력이 허약한 사람은 소송채에 은행, 생피스타치온, 기버터(45쪽 참조)를 넣어 갈아 마시면 더욱 큰 효과를 볼 수 있다.

이 증상에 효과적인, 따뜻한 물 마시는 법

1. 아침에 일찍 마신다.
2. 세 끼 식사 때 밥을 먹으면서 마신다.

만성 갑상선염

몸의 냉증과 비만이 원인

하시모토병(만성 갑상선염)은 갑상선 관련 질병이다. 갑상선은 목 앞 중앙의 갑상연골에 마치 날개를 펼친 나비와 같은 모양의 장기이다. 갑상선은 갑상선 호르몬을 분비하는 장기인데 호르몬이 과잉분비(=기능항진) 또는 과소분비(=기능저하) 되는 경우가 있다.

갑상선이 기능항진일 때는 바세도우병이 생긴다. 이 병에 걸리면 땀이 많이 나고 몸이 뜨거워지고 심장이 두근거리는 등 신진대사가 지나치게 활발해진다.

반대로 기능저하일 때는 하시모토병이 생기는데, 이 병에 걸리면 호르몬이 제대로 분비되지 않아 몸이 차가워지고 신진대사가 잘 이루어지지 않는다. 곧 바세도우병과는 완전히 상반된 증상이 나타난다.

서양 의학에서는 두 질병의 원인을 밝혀내지 못하고 있지만, 아유르베다에서는 두 질병 모두 몸에 무거운 성질을 가진 물의 기질(=카파)이 지나치게 많기 때문에 발병하는 것으로 보고 있다.

목과 갑상선은 모두 물의 기질이 우세한 곳으로, 호르

 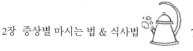

몬 생성의 기본이 되는 물질이 쉽게 단단해지는 성질이 있다. 따라서 고기나 생선처럼 칼로리가 많거나 소화가 잘 안 되는 음식을 과식하면 음식 찌꺼기도 많아져 몸이 붓게 된다.

갑상선이 부으면 몸이 차가워져 기능이 저하되는 과소 분비가 되느냐 아니면 활동이 지나치게 활발해지는 기능항진(과잉분비)이 되느냐에 따라 하시모토병 또는 바세도우병으로 나뉠 수 있다. 두 질병 모두 몸이 무거워져 순환이 잘 안 되는 상태이므로 따뜻한 물을 마시면 큰 효과를 볼 수 있다.

끈적거리는 식품 섭취는 자제한다

목 주변에 종양이 생기는 것을 방지하기 위해서는 끈적거리는 식품의 섭취는 자제해야 한다.

마, 오쿠라, 떡, 바나나, 치즈, 아보카도, 크림, 나또, 미역뿌리(마카부) 등 끈적끈적하고 묵직한 느낌이 있는 식품은 목에 부담을 준다.

갑상선에 이상 소견이 있는 정도의 증상에서는 따뜻한 물을 마시면서 끈적거리는 식품 섭취를 자제하기만 해도 증세가 악화되는 것을 막을 수 있다.

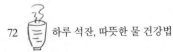

하지만 이미 발증한 상태라면 유감스럽게도 치료가 쉽지 않다. 원래 물의 기질은 한번 쌓이면 고정되는 성질이 있으므로 증상이 악화되기 전에 따뜻한 물을 꾸준히 마셔서 몸을 정화해 예방하는 것이 중요하다.

또한 물의 기질의 균형이 깨지는 것은 유전과 관련이 있으므로 부모님이나 친척(대부분 여성) 중에 갑상선 관련 질병을 앓고 있는 사람이 있다면 반드시 주의를 기울여야 한다.

식재료로는 닭고기, 야채, 메밀국수, 인디카쌀(낟알이 길며 찰기가 적고 맛이 담백한 쌀. 주로 열대, 아열대 지방에서 재배), 그리고 대두 이외의 콩을 섭취하면 좋다.

이 증상에 효과적인, 따뜻한 물 마시는 법

1. 아침에 일찍 마신다.

2. 세 끼 식사 때 밥을 먹으면서 마신다.

3. 끼니와 끼니 사이에 20~30분 간격으로 마신다.

4. 식후 산책을 마친 뒤 100cc 정도 마신다.

갱년기 장애

몸은 차고 얼굴은 화끈거리는 증상

여성의 경우 45~55세를 갱년기라고 하는데, 이 시기에 접어들면 신체 기능에 불균형이 오기 시작한다.

불의 기질이 우세한 상태에서 바람의 기질로 점차 변화하는 시기이다. 이 변화가 원활하게 진행되지 않을 때 갱년기 장애라는 증상이 생기는데, 당연히 이루어져야 할 신체 변화가 제대로 진행되지 않는다면 이미 30~40대에 수면 부족과 반복적으로 이어진 불규칙한 생활로 인해 바람의 기질에 불균형이 왔기 때문이다.

이렇게 몸의 균형이 깨진 상태에서 갱년기를 맞이하면, 바람의 기질에 더 큰 혼란이 오게 되어 '몸은 차고 얼굴이 화끈거리는' 갱년기 특유의 장애 증상이 심각해진다. 즉 상반신 쪽으로 바람의 기질이 강하게 작용해 상반신만 달아오른다. 반면에 하반신은 차가워지게 된다.

최근에 30대의 젊은 층에서 갱년기 장애 진단을 받는 사람이 증가하는 추세인데, 긴장과 스트레스로 인해 바람의 기질의 균형이 깨졌기 때문이다. 그로 인해 나이와 상관없이 갱년기 증상이 나타나게 된다.

물의 온도를 미지근하게

따뜻한 물은 인체에서 바람, 불, 물의 세 기질의 균형을 맞추는 기능을 하므로 지속적으로 마시게 되면 전신의 기능이 자연스럽게 조화를 이루게 된다. 그렇게 되면 갱년기가 되어도 특유의 증상이 생기지 않는다.

갱년기 증상으로 고민하는 사람은 물을 조금 미지근하게 해서 마시면 효과를 볼 수 있다.

또한 요리에 무염 버터로 만든 기버터를 섭취하면(만드는 법은 45쪽 참조) 몸의 바람과 불의 기질이 진정되는 효과가 있어 증상이 호전된다.

이 증상에 효과적인, 따뜻한 물 마시는 법

1. 아침에 일찍 마신다.
2. 세 끼 식사 때 밥을 먹으면서 마신다.

방광염

면역력이 떨어지면 방광염에 잘 걸린다

방광염은 앞에서 설명한 갱년기 증상과 마찬가지로 몸

에서 바람의 기질이 균형을 이루지 못할 때 생기는데, 소화력이 떨어지거나 생명 에너지가 감소하거나 또는 이 두 증상이 함께 나타날 때 쉽게 발생한다.

단적으로 말하면, 방광염은 면역력이 떨어져서 몸이 허약할 때 생기는 질병이다. 방광염에 걸린 사람은 대개 전신이 차고 정신적으로도 불안정한 경우가 많다.

방광염의 직접적인 원인은, 몸 속에서 아래 방향으로 흐르는 바람의 기질의 힘이 약해 요도로 역류하는 잡균이 많아지기 때문이다. 따라서 방광염은 여성이 신체구조적으로 요도가 짧아 잡균이 쉽게 역류하기 때문에 압도적으로 많이 걸린다.

하지만 방광염도 따뜻한 물을 마셔서 대사가 원활해지고 생명 에너지가 제대로 생성되면 생명 에너지가 면역력 자체이므로 설사 잡균이 역류해도 잘 걸리지 않게 된다.

한편 약을 복용해 잡균을 죽여도 생명 에너지가 감소해서 몸이 허약한 상태라면 쉽게 재발한다.

그런데 방광염이 악화되면 균이 요도를 통해 신장으로 거슬러 올라가 신우염이나 신염을 일으키는 경우도 있으므로 평소에 생명 에너지를 높일 수 있도록 식사에 신경을 써야 한다(140쪽 참조).

 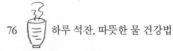

이 증상에 효과적인, 따뜻한 물 마시는 법

1. 아침에 일찍 마신다.

2. 세 끼 식사 때 밥을 먹으면서 마신다.

감기

생명 에너지 부족이 원인

감기도 생명 에너지가 부족할 때 잘 걸린다. 생명 에너지가 왕성한 사람은 주변에 감기에 걸린 사람이 있어도 쉽게 옮지 않는다.

따라서 따뜻한 물을 마셔서 소화력이 향상되면 섭취한 음식물이 제대로 생명 에너지가 되므로 감기도 전혀 걸리지 않게 된다.

반대로 감기에 잘 걸린다면 생명 에너지가 부족한 상태이므로 따뜻한 물을 지속적으로 마시면서 잠도 잘 자고 평소에 생명 에너지로 빨리 전환되는 음식물을 섭취해야 한다. 밑반찬과 가공음식은 자제하고, 신선한 야채를 이용한 즉석요리를 만들어 먹으면 좋다(140쪽 참조).

이 증상에 효과적인, 따뜻한 물 마시는 법

1. 아침에 일찍 마신다.

2. 세 끼 식사 때 밥을 먹으면서 마신다.

저혈압

아침 일찍 마시는 따뜻한 물

저혈압은 몸이 차고 생명 에너지가 부족할 때 생긴다. 특히 여성의 경우 체질적으로 몸이 쉽게 차가워지는 편이라 저혈압으로 고생하는 사람이 많은 편이다.

혈압과 관련해서는 63쪽에서도 설명했지만, 수축기혈압(최대 혈압)은 몸의 불의 기질, 그리고 바람의 기질과 관계가 있고, 이완기혈압(최저 혈압)은 물의 기질과 관계가 있다.

즉 저혈압은 불과 바람의 힘이 약해 몸이 차고 지쳐 있을 때 생긴다. 따라서 따뜻한 물을 마셔서 온몸이 따뜻해지고 몸의 에너지가 균형을 이루면 혈압도 정상을 되찾는다.

특히 아침에 일찍 마시는 따뜻한 물은 저혈압 해소에 큰

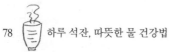

효과가 있다. 매일 아침에 제대로 끓인 따뜻한 물을 천천히 마시는 습관을 가지면 저혈압은 저절로 해소된다.

또한 저녁에 목욕을 한 뒤에 찬물보다는 따뜻한 물을 마시면 더 빠른 효과를 기대할 수 있다.

빵은 피해야 할 음식

저혈압이 있는 사람은 무엇보다 몸을 차게 하면 안 된다. 따라서 몸을 차게 만드는 식품은 가능하면 자제해야 하는데, 빵은 가장 먼저 피해야 할 음식이다.

빵에는 이스트나 설탕처럼 바람의 기질의 균형을 흐트러뜨려 몸을 차게 만드는 재료가 많이 함유되어 있기 때문이다.

특히 저녁에 빵을 먹은 뒤에 차가운 음료를 마시면 이튿날 아침 기상 시에 십중팔구 저혈압이 되고 만다.

빵을 꼭 먹어야 한다면 통밀로 만든 천연 발효빵이 좋다.

이 증상에 효과적인, 따뜻한 물 마시는 법

1. 아침에 일찍 마신다.
2. 세 끼 식사 때 밥을 먹으면서 마신다.

노인성 냄새

온몸에 음식 찌꺼기가 가득 차 있는 상태

노인성 냄새(가령취)란 몸 속의 음식 찌꺼기가 발산하는 악취이다. 온몸에 쌓인 음식 찌꺼기 냄새가 몸 밖으로 나오는 것이다. 노인성 냄새도 따뜻한 물을 마셔서 몸 속의 음식 찌꺼기가 연소되면 자연히 사라진다.

노인성 냄새란 원래 음식 찌꺼기가 원인이 되지만, 몸의 '불의 기질'과도 관련이 있어 불의 기질이 지나치게 강하면 코에 강하게 느껴질 정도로 체취가 독하다. 특히 남성에게서 노인성 냄새가 심한 것은 남성이 체질상 '불의 기질'의 균형이 쉽게 깨지기 때문이다.

한편 노인성 냄새가 나는 사람은 식사를 하면서 땀을 흘리게 마련인데 이렇게 되면 몸의 '불의 기질'의 균형이 쉽게 깨지므로 식사 도중에 따뜻한 물을 마시면 효과를 볼 수 있다.

이때 마시는 물은 조금 미지근한 것이 좋다.

과일을 제대로 먹자

과일은 신선한 것으로, 저녁 시간에 공복 상태에서 먹

을 것을 권한다. 과일은 '불의 기질'을 다스리는 효과가 있어 체취를 예방하는 데도 도움이 되지만, 식후에 과일을 먹으면 곧바로 음식 찌꺼기를 만들어 노인성 냄새와 체취를 발산하는 주범이 된다.

특히 멜론, 바나나, 복숭아와 같이 물컹한 식감의 과일은 절대 디저트로 먹어서는 안 된다.

이 증상에 효과적인, 따뜻한 물 마시는 법

1. 아침에 일찍 마신다.

2. 세 끼 식사 때 밥을 먹으면서 마신다.

3. 끼니와 끼니 사이에 20~30분 간격으로 마신다.

천식 발작

목을 따뜻하게

천식의 원인은 목에 쌓인 음식 찌꺼기에 있다. 특히 찬 음식이나 소화율이 떨어지는 음식을 섭취하면 몸이 차가워져 증상이 더 심해진다.

천식일 때도 따뜻한 물을 지속적으로 마시면서 목을 따

 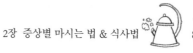

뜻하게 하고 몸을 정화하면 발작은 자연스럽게 가라앉는다. 천식 증상이 있는 사람이 아침에 마시는 따뜻한 물은 각별히 효과적인데, 식사 도중과 식간에도 꾸준히 마신다면 더 큰 효과를 기대할 수 있다.

하지만 아무리 따뜻한 물을 잘 챙겨 마셔도 아이스크림이나 맥주처럼 찬 음식을 섭취한다면 발작 증상은 사라지지 않으므로 주의가 필요하다.

이 증상에 효과적인, 따뜻한 물 마시는 법

1. 아침에 일찍 마신다.

2. 세 끼 식사 때 밥을 먹으면서 마신다.

3. 끼니와 끼니 사이에 20~30분 간격으로 마신다.

부스럼

피부를 통해 나온 음식 찌꺼기

부스럼도 역시 음식 찌꺼기가 원인인데, 몸 속에 쌓인 음식 찌꺼기가 피부 위로 나온 것이다. 따라서 따뜻한 물을 마셔서 음식 찌꺼기가 체외로 배출되면 부스럼은 말

 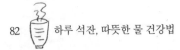

끔히 사라진다.

아침에, 그리고 식사하면서 따뜻한 물을 마시면 매우 큰 효과를 볼 수 있다.

따뜻한 물을 마시고 있는데도 부스럼이 사라지지 않는다면 식후 10~15분 정도 산책을 해보자. 그리고 산책 뒤에도 반드시 따뜻한 물을 한 잔 더 마시도록 하자. 그렇게 하면 소화가 한층 촉진되어 증상이 가벼워진다.

턱의 종기는 육류와 생선의 과식 때문

의외로 많은 사람들이 고민하는 것 중에 성인여드름이라고도 부르는, 턱 주변에 생기는 종기이다. 이것은 동일한 곳에 반복적으로 생기면서 여간해서는 잘 낫지 않는 특징이 있는데, 특히 육류나 생선, 그리고 기름이 많은 튀김 등을 먹었을 때 잘 생긴다.

사람에 따라서는 몇 년에 한 번씩 생기는 경우도 있지만, 모두 몸 속에 축적된 음식 찌꺼기가 근본 원인이다. 그래서 몸 속에 쌓인 음식 찌꺼기를 정화시키면 성인여드름은 반드시 자취를 감추게 되므로 따뜻한 물을 마시는 습관은 매우 중요하다.

이 증상에 효과적인, 따뜻한 물 마시는 법

1. 아침에 일찍 마신다.

2. 세 끼 식사 때 밥을 먹으면서 마신다.

3. 끼니와 끼니 사이에 20~30분 간격으로 마신다.

두통

자극적인 음식 섭취는 좋지 않다

두통이라고 해도 모두 같지 않은데, 욱신욱신 쑤시는 듯한 긴장성 두통과 주기적으로 격심한 통증을 동반하는 편두통으로 크게 나눌 수 있다.

컴퓨터를 지나치게 많이 볼 때 생기는 긴장성 두통은 목과 어깨 결림과도 관계가 있는, 가장 흔한 두통이다. 이때에도 따뜻한 물을 마셔서 몸의 에너지가 균형을 이루면 통증을 완화시킬 수 있다.

단, 두통이 있을 때는 자극적인 음식은 피해야 한다. 특히 격심한 두통이 있는 경우 음주나 매운 음식은 좋지 않다. 겨자, 생강, 검은 후추 등 자극이 강한 향신료, 간장, 된장처럼 짜고 매운 음식도 가능하면 자제하는 것이 좋다.

또한 지나치게 뜨거운 음료도 자극을 줄 수 있으므로 물도 미지근하게 마셔야 한다.

이 증상에 효과적인, 따뜻한 물 마시는 법

1. 아침에 일찍 마신다.
2. 세 끼 식사 때 밥을 먹으면서 마신다.

골다공증

따뜻한 물의 과도한 음용은 좋지 않다

골다공증은 몸에서 '바람의 기질'의 균형이 깨지면서 생기는 질병이다. 따뜻한 물은 몸 속 에너지의 균형을 유지하는 기능을 하므로 균형이 깨진 바람의 힘을 다스려 골다공증 증상을 완화시킨다.

골다공증이 있으면 소화력도 떨어진 상태이므로, 일단 아침에 일어났을 때와 식사를 할 때는 반드시 따뜻한 물을 마시도록 하자.

단, 골다공증이 있을 경우 따뜻한 물을 너무 많이 마시는 것은 좋지 않다. 아침과 식사할 때 마시는 것만으로도

 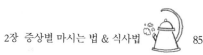

충분하다.

골밀도 상태에 따라 섭취량을 조절한다

골밀도가 낮다는 것은 섭취한 음식물이 조직(즉 뼈)을 제대로 형성하지 못한다는 것을 의미한다.

따뜻한 물은 물론 대사를 활성화시키는 원동력이 되지만 골다공증이 있을 때는 조직을 만들어내는 영양분의 역할이 무엇보다 중요하다.

그런데 골다공증은 '바람의 기질'이 강해 몸 전체가 둥실둥실 뜨는 것처럼 가벼워지는 증상이므로 어느 정도는 영양분이 풍부한 음식을 섭취하는 일이 필요하다.

우선 코테지 치즈를 권한다. 바로 만든 코테지 치즈는 신선해서 매우 순수한 자양분이 된다. 그밖에 뼈가 튼튼해지는 데 도움을 주는 칼슘도 보충하게 되므로 적극적인 섭취를 권한다(만드는 법은 103쪽을 참조한다).

이 증상에 효과적인, 따뜻한 물 마시는 법

1. 아침에 일찍 마신다.
2. 세 끼 식사 때 밥을 먹으면서 마신다.

통풍

따뜻한 보리차가 효과 있어

통풍은 물의 기질의 균형이 깨져서 생기는 증상으로 관절에 요산이 생기는 질병이다. 그런데 요산 역시 음식 찌꺼기이므로 소화력이 향상되어 대사가 잘 되면 증상은 사라지게 된다.

소화율이 떨어지는 음식물 섭취를 자제하면 효과가 있다(53쪽 참조).

통풍이 있는 사람에게는 보리차 음용을 권한다. 보리차는 끼니와 끼니 사이에 따뜻하게 해서 마시면 좋다. 보리차는 몸 속에 축적된 '물의 기질'을 정화시켜 주는 역할을 한다.

한편 몸을 한층 더 정화시키기 위해서는 보리차를 끓일 때 생강을 넣으면 좋다.

보리차의 하루 섭취량은 800cc 정도가 적당한데, 낮에만 마시고 밤 6시 이후에는 자제한다. 보리차는 이뇨작용이 있어 화장실을 자주 가게 되므로 밤에 마시면 숙면을 취하기 어렵기 때문이다.

한편 식사 도중에는 보리차보다는 따뜻한 물을 마시

 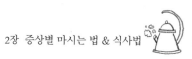

는 것이 좋다.

이 증상에 효과적인, 따뜻한 물 마시는 법
1. 아침에 일찍 마신다.
2. 세 끼 식사 때 밥을 먹으면서 마신다.

수면 무호흡증후군

아침 일찍, 그리고 식사 도중에 따뜻한 물

수면 중에 호흡이 멈추는 수면 무호흡증후군의 원인은 다양한데, 서양 의학에서는 다음의 두 가지를 그 원인으로 본다.

하나는 뇌에 문제가 있는 중추성의 경우이고, 다른 하나는 살이 쪄서 목을 막거나 혀가 혀근부를 막아 생기는 폐쇄성의 경우이다.

아유르베다에서는 중추신경계에 문제가 있는 전자의 무호흡증후군은 바람의 기질의 힘이 약해 호흡이 어려울 때 생기는 것으로 보고 있다. 이런 사람은 낮 시간에 자신의 호흡이 얕다는 것을 쉽게 느낄 것인데, 호흡 에너지가 약해 숨 쉬는 데 어려움을 느끼게 되는 것이다.

한편 물의 기질이 너무 우세하면, 후자의 폐쇄성 무호흡증후군이 생기게 된다. 이 유형에 속하는 사람은 체형적으로 살이 찌는 경우가 많은데, 누워 있을 때조차도 고통을 느낄 것이다. 단 대개의 수면 무호흡증후군은 두 가지를 모두 갖고 있는 혼합형의 원인인 경우가 많다.

어떤 형이든 따뜻한 물을 마시면 몸 속의 에너지는 균형을 이루게 된다. 호흡기를 관장하는 바람의 기질이 안정되고, 불필요한 물의 기질이 조절되므로 증상도 개선된다.

이렇게 되면 산소가 뇌에 제대로 공급되므로 쏟아지는 낮잠을 참느라 괴로워하지 않게 된다.

신선한 야채가 효과 발휘

수면 무호흡증후군을 포함해, 호흡과 중추신경계의 이상으로 고통받는 사람은 신선한 야채가 효과를 발휘한다. 신선한 야채에 함유되어 있는 자양분이 그대로 신경계통에 영향을 미치기 때문이다. 또한 물의 기질이 되기 쉬운, 소화율이 떨어지는 식재료(53쪽 참조)는 적게 섭취하는 것이 현명한 방법이다.

따뜻한 물은 아침에 일찍, 그리고 식사를 하면서 마시는 것이 기본이지만, 폐쇄성 무호흡증후군인 사람은 소화력을 높이기 위해 끼니와 끼니 사이에도 마시면 효과를 볼 수 있다.

이 증상에 효과적인, 따뜻한 물 마시는 법

1. 아침에 일찍 마신다.
2. 세 끼 식사 때 밥을 먹으면서 마신다.
3. 끼니와 끼니 사이에 20~30분 간격으로 마신다.

원형탈모증

미지근한 물로 자극을 줄인다

원형탈모증 역시 몸 속 에너지의 균형이 깨졌을 때 생긴다.

특히 바람의 기질과 불의 기질이 강할 때 생기므로 따뜻한 물을 마셔서 몸의 에너지 밸런스를 유지하면 개선될 수 있다.

한편 매운 음식처럼 자극적인 음식은 섭취를 자제해야

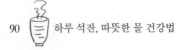

한다. 또한 매운 맛이 나는 향신료를 비롯해 카페인, 술 따위도 섭취를 중단하면 치료가 촉진된다.

물은 뜨겁지 않게 50도 정도로 미지근하게 해서 아침 일찍, 그리고 식사 도중에 마시도록 한다. 자극적인 음식을 자제하면서 미지근한 물을 꾸준히 마시면 대부분의 탈모는 치료된다.

이 증상에 효과적인, 따뜻한 물 마시는 법

1. 아침에 일찍 마신다.
2. 세 끼 식사 때 밥을 먹으면서 마신다.

월경전 증후군

심신을 따뜻하게

월경곤란증은 다양한 증상으로 나타나는데, 생리를 시작할 때쯤 되면 정서불안, 초조, 짜증, 과식에 대한 충동, 가슴 팽만, 부스럼 등등의 여러 증상이 생긴다. 아마도 여성이라면 누구나 겪었을 법한 증상인데, 최근에는 심한 생리통에 생리주기도 불규칙한 사람이 적지 않다.

이와 같은 증상은 몸에서 바람의 기질이 균형을 이루지 못할 때 생긴다. 따라서 따뜻한 물을 마셔서 몸과 마음이 모두 따뜻해지면 에너지가 균형을 이루어 증상이 완화된다.

또한 자기 참조성도 향상되므로 평소와 다른 심신상태를 느낄 수가 있다. 아울러 이런 증상을 느끼게 되면 생리 전 증후군이라는 인식도 가능하다. 따라서 무리해서 과식을 하지 않는 등 조절이 가능해 생리 전 또는 생리 중에도 평온하게 지낼 수 있다.

반대로 생리 전에 생기는 욕구를 조절하지 못해 과식을 하면 생리통은 더 심해진다. 몸에 쌓이는 음식 찌꺼기가 통증을 유발하기 때문이다.

생리통이 심한 사람은 식사 후에 산책을 하고, 집으로 돌아와 따뜻한 물을 마시면 통증을 줄일 수 있다. 더 나아가 따뜻한 물을 꾸준히 마시면 더욱 큰 효과를 볼 수 있다.

이 증상에 효과적인, 따뜻한 물 마시는 법

1. 아침에 일찍 마신다.

2. 세 끼 식사 때 밥을 먹으면서 마신다.

3. 끼니와 끼니 사이에 20~30분 간격으로 마신다.

요통

어떤 상황에서도 몸을 따뜻하게

요통의 원인은 몸의 냉증이다. 그래서 따뜻한 물을 지속적으로 마셔서 온몸이 항상 따뜻해지면 요통은 자연스럽게 개선된다.

그리고 식사도 따뜻한 음식으로 바꾸면 치료가 촉진된다. 이와 반대로 찬 음식물을 먹으면 증상이 악화되므로 가능하면 찬 음식 섭취는 자제하는 것이 좋다.

또한 밤늦은 시간의 식사와 시간이 오래 걸리는 식사는 별로 좋지 않다. 저녁 식사는 늦어도 밤 8시까지 마치고, 한 끼 식사는 30분을 넘지 않아야 한다.

특히 모임이나 접대에서 찬 맥주를 마시면서 장시간 음식을 먹으면 요통은 한층 심해진다.

또한 이런 식습관은 변비를 유발하는데, 변비가 있으면 요통은 더 심해진다. 따라서 변비가 있으면서 복부와 허리에도 통증이 있는 사람은 빵이나 콩류 섭취를 자제하면 더 큰 효과를 볼 수 있다.

이 증상에 효과적인, 따뜻한 물 마시는 법

1. 아침에 일찍 마신다.

2. 세 끼 식사 때 밥을 먹으면서 마신다.

3. 끼니와 끼니 사이에 20~30분 간격으로 마신다.

치매

'따뜻한 물 마시기＋향신료'가 효과적

인지증에는 뇌혈관형 치매, 레비소체형 치매, 알츠하이머형 치매 등 다양한 유형이 있는데, 모두 몸 속에 음식 찌꺼기가 쌓이거나 뇌혈관이 막히거나 신경세포가 사멸하면서 증상이 진행된다.

따라서 따뜻한 물을 꾸준히 마셔서 평소에 몸을 깨끗이 하면 효과를 볼 수 있다. 또한 따뜻한 물에 향신료를 넣어 마시면 증상을 한층 더 개선시킬 수 있다.

향신료는 먼저 흑후추를 권한다. 흑후추는 뇌혈관 속에 있는 찌꺼기를 직접 처리하므로 건망증 개선에도 도움을 준다. 흑후추는 입자가 거칠지 않은, 곱게 만든 분말을 사용한다.

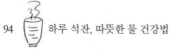

또한 강황도 상당한 효과를 발휘한다. 강황에 함유되어 있는 구르구민(울금의 뿌리와 줄기에 있는 황색 색소)은 뇌의 신경세포를 활성화한다.

그밖에 소화력을 도와주는 생강과 정화를 촉진하는 쿠민(쯔민)과 코리앤더(고수)도 인지증 개선에 도움이 된다.

따뜻한 물을 마시면서 평소 요리에 향신료를 넣어먹으면 인지증 개선에 큰 효과를 기대할 수 있다.

이 증상에 효과적인, 따뜻한 물 마시는 법

1. 아침에 일찍 마신다.
2. 세 끼 식사 때 밥을 먹으면서 마신다.
3. 끼니와 끼니 사이에 20~30분 간격으로 마신다.

수면장애

수면장애는 현대병

일반적으로 수면장애는 세 가지로 분류할 수 있다.

첫째, 잠을 쉽게 이루지 못한다.

둘째, 도중에 깬다.

 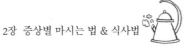

셋째, 아침에 일어나지 못한다.

수면장애의 원인은 모두 몸의 '바람의 기질', '불의 기질', '물의 기질'의 균형이 깨졌을 때 생긴다.

따라서 몸 속의 에너지 밸런스를 유지하는 효과가 있는 따뜻한 물을 지속적으로 마시면 어떤 증상이든 개선될 수 있다.

현대인의 생활 스타일과 관련해 최근에는 잠을 이루지 못하는 사람이 증가하는 추세이다.

불규칙한 생활을 비롯해, 컴퓨터와 스마트폰의 장시간 사용으로 인해 신경이 긴장하고 스트레스를 받게 되면 바람의 기질의 균형이 깨지게 되는데, 이렇게 되면 밤에 불필요한 잡념이 생겨 잠을 이루지 못하게 되는 것이다.

규칙적인 식사가 열쇠

잠을 잘 이루지 못하는 사람은 몸이 지쳐 있는 상태이므로 소화력을 향상시켜야 한다. 따뜻한 물을 마시는 것도 중요한데, 그보다도 규칙적인 식사가 증상 개선의 열쇠가 된다.

따라서 불규칙한 식사를 계속하면 수면장애는 심해질

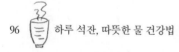

수밖에 없다. 특히 식사를 건너뛰는 불규칙한 식습관으로 인해 공복상태가 장시간 유지되는 것은 좋지 않다.

한편 하루의 메인 식사는 점심으로 한다. 점심 식사에서 충분한 만족감을 얻게 되면, 밤에 마음이 편안해져 잠을 설치지 않기 때문이다. 그리고 저녁에 기름을 조금 넣은 수프를 먹으면 숙면에 도움이 된다.

이렇게 했는데도 잠이 오지 않는다면, 일찍 잠자리에 드는 습관을 가질 것을 권한다.

밤늦은 시간의 과식은 좋지 않다

밤 시간에 몇 차례씩 잠에서 깨는 증상은 곡물을 과다 섭취했을 때 생긴다. 특히 밤늦은 시간의 곡물 섭취는 숙면을 방해한다. 섭취한 음식물을 소화시키기 위해 위가 활동하므로 몸의 불이 활발해지기 때문이다.

한편 아침에 일어나기 힘든 사람은 튀김, 육류, 생선처럼 위에 부담이 되는 기름진 음식(53쪽 참조)의 섭취를 줄여야 한다. 이런 사람 역시 점심 식사를 메인으로 해 점심에 어느 정도 볼륨이 있는 음식을 먹고, 저녁에는 절대 과식하지 않으며 가볍게 먹는 것이 필수적이다.

이 증상에 효과적인, 따뜻한 물 마시는 법

1. 아침에 일찍 마신다.

2. 세 끼 식사 때 밥을 먹으면서 마신다.

심근경색

밤늦은 과식은 위험

심근경색은 동맥경화 등이 원인으로 관동맥이 막혀 발병한다. 앞서 동맥경화 편에서도 설명했지만(58쪽 참조), 동맥경화 역시 몸 속에 축적된 음식 찌꺼기가 근본 원인이다.

곧 심근경색은 혈관에 음식 찌꺼기가 막혀 발생하는 것이므로 따뜻한 물 마시기는 대단한 효과를 발휘한다. 혈액 속에 있는 음식 찌꺼기가 정화되면서, 결과적으로 동맥경화도 개선될 수 있으며 심근경색의 위험도 피해 갈 수 있다.

심근경색은 특히 과식으로 인해 몸 속에 쌓인 음식 찌꺼기 때문에 생기는 것이다. 따라서 밤늦은 시간에 라면이나 튀김 같은 기름진 음식을 많이 먹거나, 공복이 아닌 상태에서 음식물을 더 섭취하거나, 특히 단 음식을 장기간 과식하면 중년기 이후에 심장의 관동맥이 막혀 심근경색의 위험이 아주 높아진다. 따라서 밤늦은 시간에 위에 부담을 주는 음식을 먹는 습관이 있는 사람은 각별히 주의해야 한다.

심근경색의 위험이 있는 사람은 매일 따뜻한 물을 거르지 말고 마실 것을 권한다. 아침에 일어났을 때, 식사 도중, 식간, 식후 산책 뒤에 항상 한 잔씩 마시도록 하자.

한편 식사 도중에 마시는 따뜻한 물에는 소화력 향상을 위해 생강을 넣어 마시면 좋다. 단 따뜻한 물의 하루 총 음용량은 1리터를 넘지 않는다.

이 증상에 효과적인, 따뜻한 물 마시는 법

1. 아침에 일찍 마신다.

2. 세 끼 식사 때 밥을 먹으면서 마신다.

3. 끼니와 끼니 사이에 20~30분 간격으로 마신다.

4. 식사 후에 산책을 한 뒤 100cc 정도의 물을 마신다

발기부전

무엇보다 몸 속을 깨끗이

지금은 젊은 층에서도 발기부전 증상을 겪는 사람이 증가하고 있다. 발기부전 역시 몸이 냉하고 소화력이 떨어질 때 발생한다.

몸의 조직은 7단계의 대사를 거쳐야 구성되는데(30쪽 참조) 생식기는 마지막 단계에서 이루어진다. 그 때문에 7단계 전의 6단계까지의 대사가 제대로 이루어지지 않으면 생식기로 영양분이 도달하지 못하므로 아무리 먹어도 정력은 생기지 않는다.

따라서 따뜻한 물을 마셔서 소화력이 향상되어 몸이 따뜻해지면 대사가 원활해져서 생식기 쪽으로도 영양분이 도달해 발기부전이 개선된다.

최강의 강장 음료

생식기 자체에 자양분이 되는 특제 강장음료를 만드는 법을 소개하고자 한다.

이 음료는 정력은 물론이고, 몸 전체의 활력을 높이는

효과가 있으므로 체력이 떨어졌다 싶을 때 마시면 좋다.

먼저 한 컵의 우유를 냄비에 넣고 데운다.

설탕(입자가 거친 설탕=키비설탕)과 기버터(45쪽 참조), 그리고 양파즙을 각각 한 티스푼씩 넣어 녹인다.

우유가 식으면 가열하지 않은 벌꿀을 한 티스푼 넣어 녹인다.

이것으로 완성이다.

이 음료는 양파 수프와 같은 맛이 나는데, 의외로 맛이 좋다. 정력을 상당히 활성화시키므로 발기부전 개선에 큰 효과가 있다.

단, 몸에 음식 찌꺼기가 축적되어 있는 상태에서는 아무리 마셔도 효능을 기대하기 어렵다. 특히 몸이 냉한 편이라면 음식물은 거의 소화되지 않고 몸 속에 쌓이므로, 특제 강장음료는 일단은 따뜻한 물을 마셔서 몸 속을 정화한 뒤에 마시도록 하자.

또한 피스타치오나 아몬드도 생식기에 영양을 공급하는 식품인데, 구운 것은 효과가 없으므로 날것으로 먹도록 한다.

이 증상에 효과적인, 따뜻한 물 마시는 법

1. 아침에 일찍 마신다.

2. 세 끼 식사 때 밥을 먹으면서 마신다.

3. 끼니와 끼니 사이에 20~30분 간격으로 마신다.

알아두면 쓸모있는 건강식 2

코테지 치즈 만드는 법

바로 만든 신선한 코테지 치즈는 소화도 잘 되고, 몸에서 '바람의 기질'의 균형 유지에도 도움을 주는 식재료이다. 몸에 매우 순수한 자양분이 되므로, 수프나 카레 등 다양한 음식에 넣어 먹어도 좋다.

준비물

우유 1리터, 레몬즙 1/2개분(큰 스푼 4개 정도), 냄비, 깨끗한 거즈, 볼, 트레이(접시)

만드는 법

1. 냄비에 우유를 담아 불에 올린 다음에 끓기 직전에 불을 끈다.
2. 레몬즙을 넣은 뒤, 한 번 더 불에 올리고 조심스럽게 젓는다.
3. 우유가 분리되기 시작하면 불을 끄고 완전히 분리될 때까지 그대로 놓아둔다.
4. 완전히 분리되면 소쿠리에 거즈를 펴고 3을 부은 뒤에 거즈로 감싼다.
5. 거즈로 싼 상태로 접시에 담은 다음에 물을 담은 볼을 올려놓고 약 30분 정도 두면 완성이다.

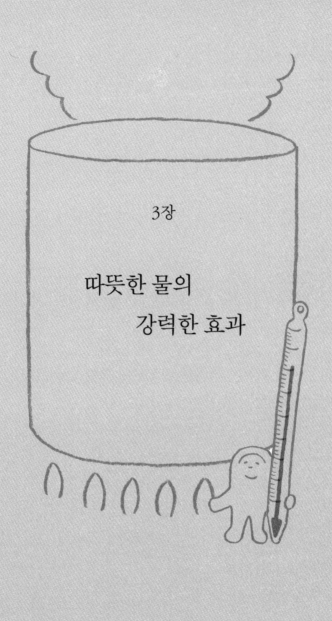

3장

따뜻한 물의
강력한 효과

식후 속쓰림이 사라진다

위 속쓰림은 음식 찌꺼기 때문

결론부터 말하면, 위 속쓰림이 있는 사람은 일반적으로 소화력이 좋지 못하다.

소화력은 '위의 화력'을 말하는데, '위의 속쓰림'은 위의 화력이 약할 때 생기는 증상이다. 즉 난로에 숯을 아무리 많이 넣어도 화력이 약해 타지 못하고 그대로 남아 있는 것과 같은 원리다. 섭취한 음식물이 전혀 연소되지 못하고 위에 그대로 남아 있기 때문에 위가 더부룩하고 불쾌한 상태가 되는 것이다.

이런 증상은 대부분 과식을 하거나 밤늦게 야식을 많이 먹어 몸 속에 음식 찌꺼기가 쌓여 있을 때 생긴다.

 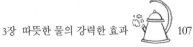

소화가 잘 되는 음식과 따뜻한 물

음식물에도 소화가 잘 되는 것과 잘 안 되는 것이 있다.

육류는 상당한 소화력이 필요하지만, 갓 지은 밥이나 조리한 야채는 많은 소화력을 필요로 하지 않는다.

단순한 말이지만, 소화가 잘 안 되는 음식을 먹으면 그만큼 몸에 부담이 크다.

소화력 5(이 숫자는 가정이다)를 가진 사람이 소화력 7이 필요한 육류를 먹게 되면 당연히 위가 부담을 느낄 수밖에 없다.

이런 경우 따뜻한 물을 마시면 음식 찌꺼기가 깨끗이 연소되어 위장의 소화력이 높아지고 위의 속쓰림 현상도 사라진다. 당연한 논리지만, 이것은 많은 사람들이 경험하고 있는 사실이다.

배고픔을 잘 느끼지 못하는 사람?

평소에 자신의 소화력을 확인해 두는 것도 필요하다.

만일 오후 1시쯤에 점심식사를 했는데 저녁 6~7시가 되어도 배고픔을 느끼지 못한다면 소화력이 없는 사람이다. 이런 사람도 따뜻한 물을 지속적으로 마시면, 위의 속쓰림도 개선되고 배고픔도 규칙적으로 느낄 수 있다.

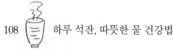

변비에 즉각적인 효과

장을 막고 있는 음식 찌꺼기

소화력이 떨어져 섭취한 음식물을 모두 소화시키지 못하면 소화가 안 된 음식 찌꺼기는 몸 속에 남아 있을 수밖에 없다. 그런데 몸 속에 쌓인 물질은 상당히 무겁다는 것이 그 특징이다.

그 때문에 음식 찌꺼기는, 마치 난로에 불을 피우면 제대로 타지 못하고 남아 있는 숯처럼, 몸 속에 남아 있으면서 장을 막게 된다. 이것이 변비의 정체이다.

그런데 소화력이 약한 사람은 대부분 몸이 찬 편이라 장의 움직임도 좋지 못하므로 변비가 여간해서는 개선되지 않는다.

장을 따뜻하게 하고 정화시킨다

한편 배변을 했다고 해서 변비가 아니라고 말할 수는 없다.

이상적인 변은 바나나와 같은 형태를 이루면서 냄새가 없고 물에 떠야 한다. 또한 힘을 주지 않아도 배변이 잘 이루어져야 한다.

그런데 변이 끈적해 보이고, 냄새가 나고, 물에 가라앉고, 힘을 주지 않으면 잘 나오지 않는 상태라면, 엄밀하게 말해서 변비로 보아야 한다.

변비일 때 따뜻한 물을 마시면 소화력이 향상되어 음식물이 잘 소화되므로 변이 가벼워진다. 또한 장을 따뜻하게 하는 효과도 있어 장 자체의 기능도 좋아진다. 따라서 정화력이 높아지므로 배설 자체도 원활해진다. 이 상승효과로 인해 변비는 자연스럽게 해소된다.

따뜻한 물을 마셨을 때 생기는 효과는 개인차가 있는데, 대개의 경우 마시기 시작해서 일 주일이 지나면 아침의 배변은 좋아진다. 사람에 따라서는 따뜻한 물을 마시기 시작한 그 날로 해소되는 경우가 있을 정도로 효과가 매우 좋다.

숙취 해소에 최고의 음료

술은 뇌의 신경세포를 파괴한다

숙취는 간장의 기능이 나쁘거나 약할 때 생긴다.

인체는 위장의 소화력을 비롯해, 총 13개의 불이 있다고 밝힌 바 있다(21쪽 참고). 이 13종류의 불은 모두 위장의 소화력이 불쏘시개 역할을 해야 타오르게 되므로 따뜻한 물을 마셔서 위장의 소화력이 향상되면 간장의 불도 저절로 활력을 갖게 된다.

알코올 분해는 간장의 불의 작용으로 이루어진다. 따라서 간장의 기능이 향상되면 숙취는 사라진다.

술은 생명 에너지(=오자스)를 파괴하는 음료이다. 알코올 도수에 비례해 심신에 악영향을 끼친다고 생각하면 된다. 술을 마시면 마실수록 뇌의 신경세포가 파괴된다는 것은 과학적으로도 입증되고 있다.

음주는 기본적으로 권하고 싶지 않지만 어쩔 수 없이 마셔야 할 때는 몸에 영향을 덜 주는 낮 시간이 더 낫다.

특히 낮에는 술에 대한 만족감이 커서 훨씬 향긋하게 느껴지므로 적은 양만 마셔도 기분이 좋아진다.

또한 체이서('뒤쫓는 자'란 뜻으로 독한 술 따위를 스트레이트로 마신 후 뒤따라 마시는 술 혹은 청량음료) 대신에 따뜻한 물을 마시면 비교적 몸에 부담을 주지 않으면서 술을 마실 수 있다.

다이어트 효과는 덤!

필요 이상으로 먹지 않게 된다

앞에서도 말했듯이 따뜻한 물을 마시면 위장의 소화력이 향상되어 몸 전체가 쉽게 연소된다.

음식물이 잘 연소되므로 불필요한 지방이 축적될 일도 없다. 다시 말하면, 신체의 모든 기능이 향상된다. 따라서 따뜻한 물을 지속적으로 마시면 체중도 자연스럽게 감소한다.

대개 따뜻한 물을 마시기 시작해 약 1개월이 지나면 체중은 2~3킬로그램이 감소한다. 그보다 더 날씬해지고 싶은 사람은 153쪽의 '이상적인 체형 만들기' 편을 참고해 실천해 보면 좋을 것 같다.

또한 따뜻한 물을 마시기 시작해서 '자기 참조성'(34쪽 참고)이 향상되면, 우리 몸은 쾌적함에 민감해진다.

따라서 음식물을 필요 이상으로 섭취하지 않으며, 단 음식뿐만 아니라 밤에 기름진 요리도 많이 먹지 않게 된다. 이렇게 되면 체중은 자연스럽게 감소하고 자신이 원하는 이상적인 체형으로 바뀔 수 있다.

마치 마법이 일어난 것과 같은 효과를 볼 수 있는데, 이미 많은 사람이 체험하고 있다.

수족냉증이 개선된다

몸이 속부터 따뜻해진다

몇 겹의 양말을 신거나 반신욕을 하는 등 몸을 따뜻하게 만드는 방법을 실천하는 일이 열풍이지만, 몸이 찰 때는 따뜻한 물 마시기가 무엇보다 효과적이다.

인체는 외부에서 부분적으로 따뜻하게 한다고 해서 전체적으로 따뜻해지지 않는다. 그러나 따뜻한 물을 마셔 몸을 속에서부터 따뜻하게 만들면, 손발 냉증은 자연스럽게 개선된다.

몸이라고 하는 집을 따뜻하게 만드는 불이 위장에 있기 때문이다. 따뜻한 물을 마시면 위장의 불은 활활 타오르기 시작한다. 집의 중심이라 할 수 있는 위장이 따뜻해지기 때문에, 집 전체가 따뜻해지는 논리이다.

몸이 속부터 연소되어 대사가 잘 이루어지면 체온은 자연스럽게 올라간다. 또한 혈류가 말초 부분까지 도달하게 되므로 외부에서 별도의 관리를 하지 않아도 손발

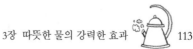

이 따뜻해진다.

식후 졸음이 없어진다

견딜 수 없이 몰려오는 낮잠

낮에 졸음이 몰려오는 것은 점심 식사에 그 원인이 있다. 몸 속에 쌓인 음식 찌꺼기 때문이다.

어린아이는 밥을 먹은 뒤에도 투정을 부리지 않고 활기차게 잘 뛰어논다. 낮에 잠이 오는 것은 위장이 약해 소화가 안 된 음식 찌꺼기가 몸에 쌓여 있다는 증거이다. 음식 찌꺼기는 몸을 무겁고 둔하게 만드는 성질이 있기 때문이다.

그래서 따뜻한 물을 마시면 위장의 소화력이 높아져 몸 속에 축적된 음식 찌꺼기가 잘 연소되므로 낮에 몰려오는 졸음은 자연스럽게 사라지게 된다.

피부결이 몰라보게 좋아진다

여드름이 말끔히 개선된다

성인 중에도 여드름과 거친 피부로 고민하는 사람들이 적지 않다. 하지만 따뜻한 물을 마시기 시작하면 여드름과 같은 종기가 잘 생기지 않을 뿐 아니라 피부도 고와진다.

여드름이 생기면서 피부가 거칠어지는 증상 역시, 몸속의 음식 찌꺼기에 그 원인이 있다. 정확히 말하면 음식 찌꺼기가 혈액 속에 독소를 만들고, 그 독소가 혈류를 타고 피부 표면으로 나오는 것이다. 그것이 여드름이다.

즉 여드름은 몸 속 음식 찌꺼기이다.

따라서 따뜻한 물을 마시면 몸 속의 음식 찌꺼기가 소화되므로 거친 피부는 고와질 수밖에 없다. 더욱이 지속적으로 마시면 거무칙칙한 피부도 개선되어 문자 그대로 윤기가 도는 고운 피부를 유지할 수 있다.

물광 피부를 가질 수 있다

아유르베다에는 생명 에너지(=오자스)와 소화력(=아그니)이 충분하면, 피부가 속에서부터 빛이 난다고 하는 말

 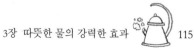

이 있다.

여기까지 읽었다면 이해될 터인데, 따뜻한 물은 생명 에너지와 소화력 향상에 큰 효과를 발휘한다.

따라서 따뜻한 물을 지속적으로 마시면 위장의 소화력이 향상되어 대사가 원활해지므로, 생명 에너지가 증가해 피부는 한층 투명해진다.

반대로 얼굴색이 나쁘고 피부가 많이 거칠다면, 몸 속에 독소가 많이 쌓여 생명 에너지가 부족한 상태로 보면 정확하다.

하반신 부종이 없어진다

혈액 속의 독소가 원인

저녁이 되면 다리가 붓고 무거우며 통증이 있는 증상도 몸에 쌓인 음식 찌꺼기가 그 원인이다.

원래 음식물은 낮 시간에 소화가 이루어져 영양분으로서 몸 속의 각 장기로 공급되어야 한다. 그런데 소화되지 못한 음식 찌꺼기가 혈액 속에 남아 있으면 무겁게 가라앉으면서 하반신에 쌓인다. 그래서 저녁 이후에 다리가 붓게 된다.

따라서 따뜻한 물을 마셔서 혈액 속의 음식 찌꺼기가 정화되어 혈류가 원활하게 흐르게 되면 다리 부종은 자연스럽게 개선된다.

부종은 심장에도 부담을 준다

한편 부종이 있다는 것은 혈액이 전체적으로 원활히 흐르지 못한다는 신호이므로 당연히 심장에도 부담을 준다. 그 때문에 부종 상태가 오래 지속되면 몸은 쉽게 피로를 느끼게 된다.

또한 부종이 있는 사람은 아무래도 냉증도 있을 터이므로, 경우에 따라서는 하루 종일 졸릴 것이다. 또한 살도 잘 찌고 변비도 잘 걸리게 될 것이다.

하지만 따뜻한 물로 몸 속의 음식 찌꺼기를 배출시키면, 이와 같은 증상은 모두 사라진다.

아침에 따뜻한 물 마시기, 반드시 시작해 보길 권한다.

어깨 결림이 서서히 풀어진다

만성화되기 쉬운 어깨 결림

어깨 결림도 음식 찌꺼기가 쌓여 있을 때 생기는 증상이다.

어깨 결림이란 물론 컴퓨터나 스마트폰의 지나친 사용으로 인한 시신경의 긴장과 스트레스도 원인이 되지만, 근본적인 원인은 다른 데 있다.

심한 어깨와 목의 결림 증상은 혈액 속에 쌓여 있는 음식 찌꺼기가 혈류 자체를 막아 생기는 증상이다. 여기에 일상생활에서 오는 긴장감이 더해지면시 만성적으로 막힌 상태가 지속된 것이기 때문에 여간해서는 쉽게 낫지 않는다.

조금 두려운 이야기가 되겠지만, 어깨와 목의 결림 증상은 악화되면 경동맥을 막을 수도 있다. 경동맥이 막히면 뇌로 혈액이 공급되지 않아 뇌경색까지 가져올 수 있으므로 상당히 위험한 질병이라고 할 수 있다.

그래서 따뜻한 물을 지속적으로 마셔서 음식 찌꺼기가 연소되면 막혔던 혈액도 흐르게 되므로, 시간은 좀 걸려도 뭉친 근육이 서서히 풀리게 된다.

또한 따뜻한 물을 마셔서 '자기 참조성'이 높아지면, 잘 못된 자세로 장시간 보내는 것이 불편해지기 시작한다. 즉 몸이 바른 자세를 원하므로 쾌적함을 추구하는 올바른 습관을 갖게 된다.

만성피로가 해소된다

영양분의 순환

위장에서 소화 흡수된 영양소는 혈액을 돌아 간장에 도착한 뒤, 7단계의 대사를 거치며 순서대로 몸의 각 조직을 형성해 나간다(30쪽 참조).

그런데 대사의 첫 단계에서 형성되는 조직(혈장=라사)이 적절하게 만들어지지 못하고 음식물이 제대로 소화되지 못하면 음식 찌꺼기가 생성된다.

따라서 따뜻한 물을 마시면 첫 단계 이후의 대사가 제대로 이루어지므로 몸의 각 조직으로 영양분의 순환이 이루어진다. 그 결과 인체의 각 조직이 제대로 형성되고 체력도 좋아지게 된다.

피로감도 음식 찌꺼기가 원인

피로감은 활동을 많이 해 체력적으로 피로할 때도 느끼지만 소화가 안 된 음식 찌꺼기가 몸 속에 쌓여서 몸이 무거워졌을 때도 느끼게 된다.

아무리 많이 자도 피로한 사람이라면 이 범주에 속하는 전형적인 경우이다.

이런 경우 따뜻한 물을 많이 마셔서 몸 속의 음식 찌꺼기가 정화되면 많이 자지 않아도 피로가 풀린다.

아주 피곤한 상태에서 잠자리에 들었다 해도 이튿날 아침에 가볍게 기상할 수 있을 정도로 피로가 풀린다.

만성적인 피로감에서 해방되어 상쾌한 기분으로 하루를 시작하게 된 당신, 인생 자체도 순조롭게 풀리는 것을 인지할 수 있을 것이다. 이것 역시 두말이 필요 없는 자명한 사실이다.

불안감이 사라진다

불안감을 느끼는 진짜 원인은?

평온하게 살고 싶은데 늘 사소한 일에도 일일이 신경

이 쓰이는가?

최근에 이처럼 이유 없이 불안감을 느낀다는 고민을 하는 사람이 증가하고 있다. 그리고 이런 현상을 대수롭지 않게 치부하는 경향이 있는데, 이것은 몸이 내보내는 중요한 신호라는 인식이 필요하다.

여기서 질문 하나를 해보고 싶다.

인간은 불안할 때 화를 내는가?

그렇지는 않다. 불안하다는 것은 일이 생각대로 풀리지 않을 때 느끼는 감정이다.

우리는 힘든 상황에 놓이면 불안감을 느끼게 된다. 따라서 몸이 허약해져 있으면 더 쉽게 불안해질 수 있다.

체력이 좋아지면 마음도 강해져

따라서 활기차며 에너지가 충만하면 아무리 힘든 문제가 눈앞에 있어도 불안감을 느끼지 않게 된다. 넉넉한 마음으로 대응을 할 수 있기 때문이다.

앞서 말했듯이, 따뜻한 물을 마시면 몸의 대사기능이 상승해 체력이 좋아지고 몸 속의 음식 찌꺼기도 깨끗이 정화되어 몸도 마음도 가벼워지므로 마음에 여유가 생긴다. 이렇게 되면 사소한 일에 일일이 반응하면서 불안해하지 않는다.

더 나아가 따뜻한 물을 지속적으로 마시면 자기 참조성이 높아져 의식이 자신의 내부로 향하기 때문에 감정적이 되지 않는다. 어떤 상황이 닥쳐도 편안히 대응할 수 있다.

허약해진 정력이 되살아난다

생식기가 튼튼해진다

따뜻한 물을 꾸준히 마시면 정력도 좋아진다. 대사의 7단계가 제대로 이루어지기 때문이다.

대사의 순서를 보면 쉽게 이해가 될 일인데(30쪽 참조), 정력의 근원인 생식기는 최종 단계인 7단계에서 형성된다. 따라서 7단계에 도달하기 전의 6단계까지의 대사가 제대로 이루어지지 않으면 정력은 당연히 쇠약해질 수밖에 없다.

반대로 말하면, 대사의 7단계가 원활하게 이루어지면 정력은 되살아나지 않을 수 없다. 그리고 성욕도 생긴다. 이 7단계의 대사가 제대로 이루어지는 데는 따뜻한 물이 큰 역할을 한다.

따뜻한 물을 마시면 남성의 정력뿐 아니라, 여성의 경우는 불규칙했던 월경이 정확한 주기로 이루어지고 불임증이 해소되기도 한다.

반대로 대사의 7단계가 제대로 이루어지지 않으면 생리가 없어지거나 있어도 무배란성일 확률이 높다.

건망증이 개선된다

막힌 것이 뚫려 기억력이 좋아진다

건망증을 노화 탓으로 돌리는 사람이 많지만, 실은 나이 듦이 원인이 아니다.

건망증은 영양분이 신경계통으로 제대로 도달하지 못해 발생한다. 요컨대 소화력이 약해져 몸 속에 음식 찌꺼기가 쌓여서 대사가 정체되었을 때 생긴다.

그래서 따뜻한 물을 마셔서 대사의 7단계가 잘 이루어져 6번째의 '신경, 골수'가 제대로 형성되면 건망증은 조금씩 개선된다.

또한 따뜻한 물은 뇌혈관을 막고 있던 음식 찌꺼기를 정화시키는 효과도 있으므로 뇌혈관성 인지증이나 알츠

 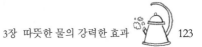

하이머의 예방도 가능하다.

피부색이 바뀐다

얼굴색이 눈에 띄게 환해진다

따뜻한 물을 꾸준히 마셨더니 얼굴색이 환해졌다는 것은 실천해 본 사람이면 누구나 하는 말이다.

피부가 거칠어진다는 항목 편(115쪽)에서도 말했지만, 환한 얼굴색은 대사의 7단계를 통해 생성되는 최종 산물인 생명 에너지가 발휘하는 효과이다.

생명 에너지가 증가하면 얼굴색은 물론 피부도 윤기가 돌며 밝아진다. 마치 빛이 나는 것 같은 인상을 주게 된다.

반대로 생명 에너지가 적은 사람은 안색이 나쁘고 칙칙하며 피곤해 보인다.

소화력이 제 기능을 한다는 것을 나타내는 4가지 증거

위장의 소화력이 강해져 대사의 7단계가 원활하게 이루어지면, 섭취한 음식물이 생명 에너지를 생성해 내므로 다음과 같은 증상이 생긴다.

- 식후에 만족감을 느낄 수 있다
- 식후에 졸음이 사라지고 기력이 넘친다
- 체력이 좋아진다
- 얼굴색이 좋아진다

반대로 아무리 영양가 있는 음식을 먹어도 얼굴색이 안 좋고, 기력이 안 나고, 체력이 부실하다면 대사가 최종 7단계까지 이루어지지 못한다고 판단할 수 있다. 이런 사람은 대개 음식물을 먹어도 만족감을 느끼지 못한다.

식후 만족감은 물론이고 '밥맛을 느낀다'는 것은 우리 인간에게는 매우 중요한 일이다.

무엇을 먹어도 아무런 감동을 느끼지 못한다면 생명력 자체가 약해져 있는 상태라고 봐도 무리가 없다.

몸 속에 음식 찌꺼기가 쌓여 몸이 둔감해지면 먹는 행위에서 오는, 생명체로서 느낄 수 있는 순수한 즐거움을 느끼지 못한다. 이런 상태가 되기 전에 따뜻한 물을 마셔서 몸 속의 음식 찌꺼기를 배출해 보자.

의욕이 충만해진다

생명 에너지가 왕성해졌다는 증거

의욕이 생긴다는 것은 따뜻한 물을 마셔서 7단계의 대사가 원활하게 이루어져 최종산물인 생명 에너지가 증가했기 때문이다.

생명 에너지는 몸에 있는 13개의 불(=아그니)이 모두 제대로 기능하도록 돕는 역할을 한다.

위장의 소화력을 비롯한 몸의 불은 자체적으로 연소되지 못하고, 생명 에너지가 있어야 연소되기 때문이다.

따라서 따뜻한 물을 마셔서 생명 에너지가 증가하면, 몸의 불이 잘 타올라 이상적인 순환이 이루어진다. 따라서 몸 상태가 좋을 때면 "좋았어, 어디 한번 해보자"라며 의욕이 솟구치게 된다.

의욕이 왕성하면 인생의 목표를 향해 앞으로 나갈 수 있다. 어떤 어려움이 있어도 겁먹지 않고 과감히 앞으로 나가게 된다. 그렇게 되면 목표는 의외로 쉽게 실현되어 다음 단계로 나갈 수 있다.

따뜻한 물을 꾸준히 마시면, 소망하는 일의 연속적인 성취가 가능하다. 심신이 정화되어 생명 에너지가 증가해

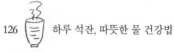

건강해지면 인생이 자신이 계획한 대로 풀리기 때문이다.

고민이 사라진다

끊임없는 좌절?

우리는 매일 보고 듣고 느끼는 다양한 종류의 일을 마음 속에 마구마구 쑤셔넣는다. 그런 뒤에 순차적으로 하나씩 처리해 나가고 싶어하는데, 그런 작업이 원만히 이루어지도록 하는 것이 생명 에너지(=오자스)와 소화의 불(=아그니)이다.

그래서 소화 활동이 제대로 이루어지지 못하면 음식물이 소화되지 못하고 몸 속에 쌓이듯이 이전의 일을 해결하지 못한 상태에서 새로운 일이 마구 생기는 격이라 처리하기 힘든 상황에 봉착하고 만다.

살다 보면 여러 원인으로 인해 좌절할 수 있는데, 그 모든 일을 마음 속에 담아둔다면 제대로 살아갈 수 없을 것이다.

그러나 인간은 본질적으로 힘든 일도 척척 해결하며 앞으로 나갈 수 있는 능력을 소유하고 있다. 그런데 그 능력

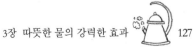

의 근원은 따뜻한 물을 마셨을 때 얻을 수 있는 위장의 소화력에 있는 것이다.

과거에 연연하지 않는다

따뜻한 물을 마셔서 소화력이 좋아지면 쓸데없는 생각에 사로잡히지 않고, 인생의 다음 단계를 향해 나가는 진취성을 갖게 된다.

따라서 생명 에너지가 넘쳐나는 사람은 절대로 우울증에 빠지지 않는다. 물론 큰 슬픔과 충격이 왔을 때 일시적으로 주저앉을 수는 있지만, 곧바로 마음을 다스려 안정을 되찾는다.

그런데 우리 마음을 우울하게 만드는 것은 부정적인 일 때문만은 아니다.

상사가 했던 말이 머릿속에서 떠나지 않는다거나, 잘못한 일이 후회되며 고민이 된다거나, 지난주에 성공리에 끝났던 프레젠테이션으로 고조된 기분에 취해 있다거나, 애인과의 즐거운 데이트를 떠올리는 일 등은 모두 같은 맥락이다.

생명 에너지가 왕성한 사람은 어떤 상황에서도 과거에 연연하지 않는다. 자신에게 기쁨을 안겨주었던 일에 대해서도 마찬가지이다. 좋은 일이 됐든 나쁜 일이 됐든 그 일에서 바로 빠져나와 더 나은 자신을 위해 앞으로 나아간다.

절대 현재의 자신의 모습에 안주하지 않는다.

지금보다도 좀 더 나은 삶을 위해 적극적으로 인생을 개척해 나간다.

따뜻한 물 마시기는 행복으로의 첫걸음

인간은 죽을 때까지 성장하고 행복해질 수 있다. 인간이 느끼는 행복에는 한도가 없기 때문이다. 따라서 행복을 위한 권리라면 무엇 하나 포기할 필요가 없다.

만일 어떤 일을 포기해야 하는 상황이거나, 현재 자신의 모습이 충분히 만족스럽지 못하다면 음식 찌꺼기가 몸 속에 쌓여 있어 마음이 약해진 상태이다. 그래서 따뜻한 물을 마셔서 몸과 마음이 가벼워지면, 현재보다 더 나은 인생 추구에 대한 의욕이 생기는 것을 실감할 수 있다.

생명 에너지가 증가한다

막연한 불안감?

특별한 이유도 없는데 막연하게 불안해진다면, 생명 에너지가 부족하다고 보면 정확하다.

불안감은 인생이 잘 안 풀릴 때 찾아오는 감정이다.

우리는 앞으로 나갈 때 두려움을 느낀다. 새로운 일에 도전하거나, 결단을 내려야 할 때 일반적으로 두려움을 갖게 된다.

그런데 특별한 이유 없이 불안감이나 공포감이 밀려온다면 생명 에너지가 부족한 상태이다.

인생을 적극적으로 사는 사람은 희망과 기대감이 충만하므로 설사 두려움이 느껴지더라도 불안감에 시달리지는 않는다.

인간은 불안감에 휩싸이면 자신을 속이려고 한다.

일단 쾌락을 추구하며 과식과 과음을 한다. 또한 게으른 생활을 하며 삶에 대한 의지를 내던지고 만다. 그러면서 불필요한 죄의식까지 갖게 된다.

그러나 따뜻한 물을 마셔 음식 찌꺼기가 정화되면서 대사가 제대로 이루어지면 생명 에너지가 증가해 불안해지는 일 따위는 발생하지 않는다.

긴장감을 해소해 준다

생명력이 증가했다는 증거

생명 에너지를 많이 갖고 있는 사람은 언제 어느 때든 편안한 느낌을 준다. 따뜻한 물을 마셔서 대사가 마지막 단계까지 제대로 이루어지면 생명 에너지가 증가해 긴장감을 느끼지 않기 때문이다.

생명 에너지, 즉 오자스는 안정, 온화함, 진중함, 순수함을 추구하는 특질을 갖고 있다. 따라서 생명 에너지가 증가하면 마음이 온화하고 편안해져, 어떤 상황에서나 안정감을 느낄 수 있게 된다.

우리 인간은 마음이 편안해질 때 직감이 발달한다. 아이디어가 솟구쳐 오르고 의욕적이 되어 소망하는 것을 성취할 수 있다.

반대로 생명 에너지가 부족하면 불안해지고 쉽게 긴장하게 된다.

인간관계에서 오는 고민

앞에서도 설명했지만, 생명 에너지가 많은 사람은 매력적인 외모와 좌중을 압도하는 카리스마를 갖게 된다.

그 때문에 호감을 사게 되므로 자연스럽게 사람들이 그를 중심으로 몰려든다. 따라서 인간관계에서 오는 문제가 사라지고 일상생활도 잘 풀려나간다.

인간미 넘치는 사람

따뜻한 물을 지속적으로 마셔서 몸이 나날이 깨끗해지면 생명 에너지가 증가해 어떤 상황에서든 즐거움을 찾을 수 있다. 예전 같으면 마음에 들지 않았던 상황이었을지라도 이제는 느긋하게 즐길 수 있게 된다.

생명 에너지는 소모품이지만, 젊은 사람이라고 해서 많이 갖고 있는 건 아니다. 나이를 먹으면서 증가하는 경우도 있다. 소화력이 왕성한 상태에서 나이를 먹게 되면 생명 에너지가 증가해 인격적으로도 성숙하게 된다.

그런 사람은 인생에 어려움이 없고, 어떤 상황이든 즐길 수 있다.

특정한 일과 인간관계에 집착하지 않게 되며, 무슨 일이든 있는 그대로 받아들일 수 있을 정도로 풍요로워진다. 성숙한 인간이 되는 것이다.

반대로 장기간 지속되어 온 잘못된 식습관으로 인해 소화력이 약해져 생명 에너지가 부족한 상태로 나이를 먹으면 어려움이 많아지고 항상 불안한 삶을 살게 된다.

과식 억제와 다이어트

생명 에너지가 약하면 과식한다

지쳐 있을 때에는 대개 단 음식이 먹고 싶어진다.

그래서 생명 에너지가 충만해 자신감이 넘치는 사람은 단 음식을 찾지 않는다. 더욱이 자기 참조성을 갖게 되어 자신에게 필요한 섭취량을 정확히 파악하면 과식하지 않는다. 설사 먹고 싶어지더라도 조금만 먹어도 만족감을 얻을 수 있다.

물론 단 음식도 몸과 마음에 좋은 자양분이 되므로 적당량을 섭취하면 건강에 문제가 되지 않는다. 그리고 만족감과 즐거움을 안겨주므로 피로할 때 먹는 것은 당연지사이다.

하지만 문제가 되는 것은 과식이다. 이럴 때 따뜻한 물

 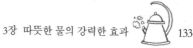

을 마시면 자기 참조성이 좋아지고 생명 에너지가 증가하면서 어떤 음식이든 절대 과식하지 않게 된다.

음식에 대한 기호가 바뀐다

몸이 필요로 하는 음식

따뜻한 물을 마시고 있는 사람들은 종종 "기름진 음식이나 육류를 별로 먹지 않는다"는 말을 한다. 따뜻한 물을 지속적으로 마셔서 몸 상태가 좋아지면, 몸이 필요로 하는 것을 좋아하게 된다.

잘 알려진 것처럼, 우리가 가진 '기호'란 그때그때의 마음 상태에 따라 달라지게 마련이다.

앞서 35쪽에서도 마음이 가진 세 가지 기질에 대해 언급했지만, 마음에서 활발성(라자스, rajas)이 우세할 때는 매운 음식과 같은 자극적인 것이 먹고 싶어지고, 비활발성(타마스, tamas)이 우세할 때는 육류나 스낵과자와 같이 몸에 좋지 않은 음식이 먹고 싶어진다. 그리고 순수성(사트바, sattva)이 우세할 때는 갓 지은 밥이나 야채가 든 된장국처럼 몸에 부드러운 음식물을 찾게 된다.

즉 그때그때의 마음 상태에 따라 음식물에 대한 기호가 결정되는 것이다.

따뜻한 물을 지속적으로 마셔서 몸과 마음에 순수성이 증가하면 자연적이고 순수한, 몸에 좋은 음식물이 먹고 싶어진다. 곧 컵라면, 패스트푸드, 편의점에서 판매하는 도시락처럼 가공된 음식은 찾지 않게 된다. 그만큼 몸과 마음이 성장한다.

주변 정리가 쉬워진다

마음이 허약해지면 주변을 신경쓰지 못한다

앞장에서 설명했듯이, 따뜻한 물은 마음의 기질과도 관련이 있다.

항상 방안을 어지럽히고 물건을 정리하지 못한다면 마음에서 비활발성(=타마스)이 우세한 상태이다. 마음이 성숙하지 못해 허약한 것이다. 따라서 매사에 불안감을 느끼게 된다. 이렇게 되면 물건을 쌓아놓게 되는데, 물건이 많아야 안심이 되기 때문이다.

그러나 따뜻한 물을 꾸준히 마시면 마음에 순수성이 증

가해 소유한 물건을 쉽게 손에서 내려놓을 수 있게 된다. 버리는 행위에 대한 용기가 생겨서 자신에게서 무엇인가 가 떠난다는 것에 두려움을 느끼지 않는다.

공허함과 초조함에서 자유로워진다

마음이 빠르게 성장한다

마음에서 '활발성(=라자스)'이 부족해지면 공허함과 초조함을 느끼게 된다. 열심히 생활하고 있다고 생각하지만 만족감이 없고 늘 공허하다. 또한 항상 무엇인가를 추구하지만 늘 불안하고 편안하지 않다.

그러나 따뜻한 물을 마시면 이런 상태가 개선된다. 무슨 일에서나 만족감과 충만감이 오고 활동 자체에서 즐거움을 느낄 수 있다.

마음이 한 단계 성숙했다는 증거이다.

인간의 마음은 일반적으로, 비활발성(=타마스) → 활발성(=라자스) → 순수성(=사트바)의 순서로 한 단계씩 성장한다.

우리 마음 속에는 항상 세 가지 기질이 자리잡고 있는

데, 연령에 따라 우세한 기질이 변화한다.

비활발성이 우세한 어린 시절에는 잠을 잘 자지만 마음이 성숙하지 못해 약한 상태이고, 스물다섯 살이 지나면 활발성이 우세해 자극적인 것을 추구하면서 활발히 행동한다. 그리고 성년이 되어 순수성이 우세해지면 편안함을 즐기며 인간적인 면에서 성숙한다.

마음의 성숙이란 단계적인 것이라 어느 정도는 연령에 좌우되지만, 따뜻한 물을 마시면 성장 속도를 촉진할 수 있다.

자신감이 충만해진다

마음이 안정되었다는 증거

마음이 성숙해 순수성이 증가하면 편안함과 안정감을 느끼게 된다. 자신에게 맞는 삶을 살게 되므로 불필요한 불안감과 초조함이 사라지고 자신감이 충만해진다.

또한 따뜻한 물을 꾸준히 마시면 자기 참조성도 향상되므로 원하지 않는 일이라면 '아니다, 필요 없다'며 자신의 의사를 분명히 표현할 수 있다.

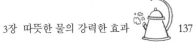

따라서 자신의 뜻에 맞지 않는 유혹이나 권유를 받게 되더라도 주저없이 거절할 수 있다.

한편 이 정도의 일로 깨질 만한 인간관계라면 필요 없다는 판단도 내릴 수 있게 된다.

더욱이 어떤 상황에서나 공평한 판단이 가능하므로 타인의 평가에 연연하지 않는다.

거절을 두려워하지 않는다

앞장에서 말했듯이, 따뜻한 물을 지속적으로 마셔서 자기 참조성이 높아지고 자신에 대한 이해의 폭이 넓어지면 싫은 일은 하시 않게 된다. 자신에 대한 이해가 깊어지므로 원하는 것을 확실히 파악하게 되어 자신이 무엇을 싫어하는지도 잘 알게 된다.

의외로 많은 사람들이 자신이 싫어하는 것을 정확히 파악하지 못한다. 그래서 적당히 타협하고 만다.

따뜻한 물을 꾸준히 마시면 자신을 정확히 파악할 수 있게 되므로 불필요한 일은 하지 않게 된다. 또한 사람들의 시선에 연연하지 않게 되므로 타인에게 무리하게 맞추려는 행동도 하지 않는다.

과도한 스트레스는 만병의 근원이다. 따뜻한 물을 마

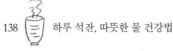

셔서 심신이 스트레스로부터 자유로워지길 바란다. 그렇게 하면 인생의 각종 어려움을 미연에 방지할 수 있을 것이다.

알아두면 쓸모있는 건강식 3

왕성한 생명 에너지를 생성하는 식재료와 섭취법

따뜻한 물은 생명 에너지가 균형을 이루도록 소화력을 향상시키는 최강의 음료이지만, 보다 건강하고 행복한 인생을 위해서는 생명 에너지를 활성화시킬 수 있는 식사가 바람직하다. 생명 에너지는 식재료와 섭취법에 따라 완성도가 달라진다. 평소에 아래의 사항을 염두에 두면서 식사를 하면 좋다.

- 기름이 적당히 들어간, 소화가 잘 되는 식재료로 만든 따뜻한 음식
- 제철에 제 땅에서 수확한 신선한 재료를 사용한 음식
- 단맛, 짠맛, 신맛, 매운맛, 쓴맛, 떫은 맛의 여섯 가지 맛을 골고루 가진 음식
- 우유, 기버터, 쌀, 아몬드, 신선한 과일, 밀, 코코넛, 대추야자, 생꿀 등 가공하지 않은 식품의 다량 섭취
- 때와 장소를 지키는 규칙적인 식사
- 매사에 감사하는 마음을 갖고 즐겁게 식사하기
- 잘 씹어 먹기

- 식사할 때에는 다른 일을 하지 않고 식사에만 집중하기
- 앉아서 먹기
- 식후 몇 분간 휴식 취하기
- 휴식을 취한 뒤 가벼운 산책하기

생명 에너지를 만들지 못하는 식사

반대로, 먹어도 생명 에너지를 만들지 못하는 식사법도 있는데 다음과 같다.

- 고기와 생선으로 만든 음식
- 기름을 많이 사용한 음식
- 파스타나 근채류 등으로 만든, 찬 음식
- 이미 사용한 기름으로 만든 음식(남은 음식도 포함)
- 계란이나 치즈를 많이 사용한 음식
- 첨가물, 가공식품, 냉동식품
- 인공첨가물이 많이 들어간 음식
- 맵고, 시고, 짠 음식
- 과식
- 유전자 조작이 된 식재료를 사용한 음식
- 편의점에서 판매하는 도시락과 패스트푸드

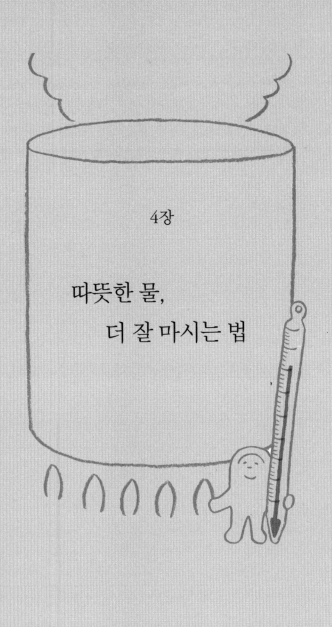

4장

따뜻한 물,
더 잘 마시는 법

상황에 따라 조절하기

아침에 마시는 따뜻한 물 한 잔

아침에 일찍 마시는 따뜻한 물은 누구에게나 효과가 있다. 독소가 가장 많이 체외로 배출되는 시간대가 아침이기 때문이다.

이 시간대에 마시면 따뜻한 물의 정화능력이 한층 높아진다. 문자 그대로 따뜻한 물이 몸 속에 쌓인 음식 찌꺼기를 녹여 몸 밖으로 배출시킨다.

또한 아침에 일어나면 몸이 차가운 상태이기 때문에 따뜻한 물을 마셔서 온몸이 따뜻해지면, 대사가 잘 이루어져 몸의 각 기능이 활발히 움직이기 시작한다. 또한 위장의 소화력도 자연적으로 좋아져 하루 종일 건강하게 지

 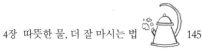

낼 수 있다.

몸이 찬 사람은 특히 아침이 중요

몸이 쉽게 차가워지는 사람은 한기가 느껴지지 않아도 의식적으로라도 따뜻하게 관리할 필요가 있다. 몸이 차가워지면 몸 상태도 나빠지지만 마음도 불안해져 머릿속이 불필요한 걱정거리로 가득 차 전체적으로 정신적인 혼란에 빠진다.

아침에 일찍 마시는 따뜻한 물은 몸을 속까지 따뜻하게 만들어주므로 효과가 매우 좋다.

아침에 마시는 물은 조금 뜨겁게 70~80도가 좋다. 한편 따뜻한 물은 아침 시간 이외에도 거르지 않고 정성껏 마시면 몸이 더 이상은 쉽게 차가워지지 않는다.

짜증이 잘 나는 사람은 미지근하게

평소에 화를 잘 내고 짜증이 많은 사람은 물을 미지근하게 해서 마시면 좋다. 물의 온도는 40~50도가 적당하다.

이런 사람은 대개 더위도 잘 못 참는 편인데, 몸 속에 불의 힘이 강한 상태라 몸이 지나치게 따뜻해지면 심하게 조바심이 나게 된다.

불의 힘이 지나치게 강하면 매사가 불만족스럽고 불안해지므로 몸을 과할 정도로 따뜻하게 해서는 안 된다.

또한 피부에 염증이 있고 고열이 나고 설사가 지속되고 있을 때도 따뜻한 물보다는 미지근한 물을 마시는 것이 좋다.

지병이 있는 사람은 식사하면서

몸에 이상이 있는 상태라면 소화력이 약해 음식 찌꺼기가 잘 쌓인다. 따라서 아침 이외의 시간에도 식사하면서 따뜻한 물을 마시면 소화력을 한층 더 향상시킬 수 있다.

한편 살이 잘 찌는 편인데다 많이 먹지 않아도 체중이 감소하지 않는 사람은 식사하면서 따뜻한 물을 마시면 좋다. 몸 속에 음식 찌꺼기를 쌓아두면 몸이 무겁고 나른해져 마음까지도 우울해진다.

세 끼 식사 때마다 70~80도의 따뜻한 물을 마시면 몸과 마음이 모두 따뜻해진다.

식곤증으로 힘든 사람은 식간에

낮에 몸이 나른하고, 기운도 없고, 졸음이 쏟아지는 사람 역시 몸 속에 음식 찌꺼기가 많이 쌓여 있는 상태이므

 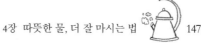

로 서둘러 배출시켜야 한다. 이럴 때는 따뜻한 물을 꾸준히 마셔서 몸 속을 깨끗이 만든다.

한편 체중 증가로 고민인 사람도 끼니와 끼니 사이에 따뜻한 물을 마시면 효과를 볼 수 있다.

'뜨거운 물 + 생강'의 효과

식사하면서 마실 때는 물에 생강을 넣는다

소화력이 약한 사람, 몸이 무겁고 나른한 사람, 많이 먹지 않는데도 체중이 감소하지 않는 사람은 뜨거운 물에 생강을 넣어 마실 것을 권한다.

평소에 마시는 따뜻한 물 속에 생강 분말을 녹여 마신다. 따뜻한 물 200cc에 분말생강을 1/3 티스푼 정도로 아주 조금 넣거나, 따뜻한 물을 끓일 때 얇게 저민 생강 몇 조각을 넣는데 물 1리터에 얇게 저민 생강 2~3장이 기준이다.

생강을 넣고 끓인 따뜻한 물은 생강의 '불의 기질'이 더해져, 넣지 않고 끓인 따뜻한 물에 비해 몸을 따뜻하게 하고 정화하는 힘이 강하다.

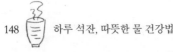

단, 생강을 넣고 끓인 따뜻한 물은 식사 도중에만 마셔
야 한다. 아침과 식간에 마시는 물로는 적합하지 않다. 효
력이 강한 만큼 많이 마시면 위에 통증이 생길 수 있기 때
문에 위에 통증이 있을 때나 과거에 위궤양이나 위염 등
을 앓은 경험이 있는 사람은 마시지 않는 것이 좋다.

반신욕과 따뜻한 물의 조합

목욕한 뒤에 마시는 따뜻한 물

반신욕과 따뜻한 물의 조합은 특히 몸이 차가운 사람에
게 권한다. 목욕한 뒤에 마시는 따뜻한 물 한 잔은 큰 효
과를 볼 수 있다.

목욕한 뒤에는 찬물을 벌컥벌컥 마시고 싶겠지만, 반드
시 따뜻한 물을 마시도록 하자. 이 한 잔이 몸의 소화력,
정화력, 대사력을 더욱 향상시킨다. 또한 찬물보다 따뜻
한 물을 마시면 물이 몸 속으로 조금씩 스며들어 몸이 촉
촉해지는 것을 느낄 수 있다.

이것은 누구에게나 권할 수 있는 방법인데, 특히 위장
이 약해서 앞장에서 말한 생강을 넣은 따뜻한 물을 마시

지 못하는 사람, 허약한 사람, 손발이 찬 사람, 정서가 불안해 쉽게 우울해지는 사람은 목욕하고 난 뒤에 따뜻한 물 한 잔을 마시면 각별한 효과를 볼 수 있다.

반신욕 방법에 문제는 없는가?

하루 일과를 마친 뒤 욕조에 들어가 천천히 반신욕을 하는 사람이 의외로 많아 보이는데, 유감스럽게도 그 반신욕은 그다지 권할 만한 방법이 아니다.

반신욕에는 4대 원칙이 있다.

'이른 시간에', '미지근하게', '얕게', '짧게'이다.

'이른 시간에'란 목욕탕에 들어가는 시간대를 밀한다. 반신욕은 밤보다는 아침에서 저녁 시간 사이의 시간대에 하는 것이 좋다. 또한 따뜻한 물의 온도는 40도 미만으로 하고, 욕조의 물높이는 배꼽 정도까지, 20분 미만으로 하는 것이 이상적이다.

또한 잠자기 전에 반신욕을 하면 몸에서 불의 기질의 균형이 깨져, 오히려 잠이 오지 않거나, 자다가 깨거나, 가려움증이 생길 수도 있다.

그리고 물의 온도가 40도 이상이 되면 몸은 스트레스를 받게 되며, 자율신경에 이상이 오면서 심장에 부담을

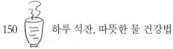

주게 된다. 또한 20분 이상 욕조에 들어가 있으면 몸이 지쳐 생명 에너지가 감소한다.

온천에서 뜨거운 물에 오래 들어가 있을 때, 오히려 피곤이 몰려오는 것 같은 기분을 느낀 적이 있을 터인데 바로 그런 것이다. 더운 물에 오래 앉아 있으면 우리 몸은 지치게 된다. 40도 이상의 뜨거운 물에 들어가면 뇌는 위험을 감지해 엔도르핀이라고 하는 일종의 뇌의 마약을 분비한다. 그래서 '기분 좋은' 쾌감이 들기도 하지만, 한편으로는 몸이 보내는 위험신호로 받아들여야 한다.

욕조에 들어가 땀 날 때까지?

욕조에 들어가 어깨까지 몸을 푹 담그고 땀이 날 때까지 앉아 있고 싶은 사람도 있을 것이다. 그러나 원래 욕조에 들어가는 목적은 몸을 따뜻하게 만들기 위해서가 아니라, 휴식을 취하기 위함이다.

그런데 오늘은 무슨 일이 있어도 욕조에 들어가 천천히 몸을 따뜻하게 하고 싶다면 정오부터 저녁 6~7시 사이에 어깨 아래쪽까지만 물에 담그기를 권한다.

한편 밤에는 샤워만으로 충분하다. 샤워가 몸에 부담을 주지 않기 때문이다.

물론 밤에 잠깐 쉬기 위해 욕조에 들어가는 것은 상관없지만, 이때는 까마귀가 미역 감듯이 간단히 하는 것이 이상적인 목욕법이다.

찬 음식을 멀리하라

어떤 음식이든 따뜻하게

애써 따뜻한 물 마시기를 시작했는데, 그 이외의 시간에 찬 음료만 마신다면 별 의미가 없을 것이다.

냉장고에서 막 꺼낸 음료나 얼음이 든 음료 따위도 좋지 않지만, 정확히 말하면 실온(상온)에 있던 것도 좋지 않다.

생꿀과 과일은 상온에 있던 것을 먹어도 괜찮지만, 그 밖의 음식물은 모두 따뜻하게 먹는 것이 이상적이다.

식사할 때 절임배추 정도는 찬 것으로 조금 먹어도 상관없지만, 식은 음식이나 생야채, 생선회, 편의점에서 판매하는 삼각김밥, 샌드위치, 요구르트와 같은 찬 음식은 자제하는 것이 좋다.

하루아침에 식생활을 완전히 바꾸기는 어렵겠지만, 의

식적으로라도 따뜻한 음식만 먹도록 신경을 쓰자.

이렇게 하면 몸이 좋아지는 것을 확실하게 느낄 수 있다.

이상적인 체형 만들기

산책 후에 마시는 따뜻한 물 한 잔

체중 감량을 원하는 사람에게는 식사 후의 산책과 산책 후의 따뜻한 물 한 잔 마시기를 적극 권하고 싶다. '아침 일찍 한 잔 + 세끼 식사 중에 한 잔씩'이라는 뜨거운 물 마시기의 기본 수칙을 지속적으로 실천하면 대개 2~3킬로그램은 빠지게 마련인데, 식사 후에 산책을 하고 산책 후에 따뜻한 물 한 잔을 마신다면 더 많은 체중 감량을 기대할 수 있다.

식사를 마치면 그 자리에서 몇 분간 휴식을 취한 뒤, 15분 정도 가벼운 산책을 한다. 이때는 유유자적하며 천천히 걸어도 상관이 없다. 그리고 돌아와서는 반드시 100~150cc 분량의 따뜻한 물을 마신다.

산책 후의 따뜻한 물 한 잔은 소화력을 한층 향상시켜, 몸 전체의 활발한 대사를 도와준다.

필자의 클리닉을 찾았던 환자들 중에 신장 158센티미터, 체중 62킬로그램이었던 사람이 이런 방식으로 따뜻한 물 마시기를 3개월간 실천해, 6킬로그램의 체중을 감량한 사례가 있다.

체중이 줄지 않아 고민하고 있다면, 반드시 식후 산책을 하고 그 뒤에 따뜻한 물 마시기를 시작하도록 하자.

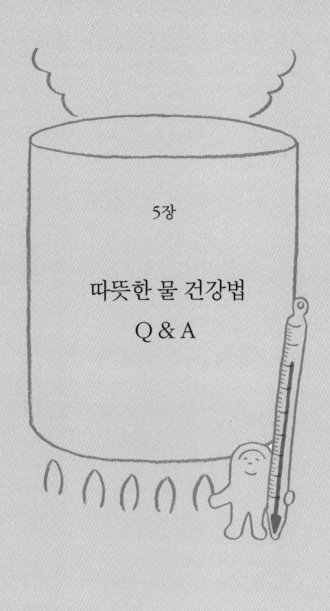

5장

따뜻한 물 건강법
Q & A

Q 수돗물도 괜찮은가?

A 수돗물이라도 지금까지 설명한, 따뜻한 물이 갖고 있는 효력을 발휘한다. 단 아유르베다의 정의를 보면, 따뜻한 물에 가장 적합한 물은 순수한 물이다. 그런 의미에서 볼 때, 수돗물은 순수한 물이라고 할 수 없다. 엄밀히 말해서 이상적인 물로 보기 어렵다. 방사능물질에 대한 불안도 있고, 완벽하게 안전하다고 할 수 없는 것 또한 사실이다.

걱정이 된다면 정수기물이나 천연수를 사용하는 등 입수가 가능한 범위 내에서 가장 순수한 물을 선택한다.

 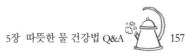

Q 따뜻한 물은 언제 마셔야 좋은가? 마시면 안 되는 때는 없는가?

A 따뜻한 물을 마셔서 나쁠 때는 없다. 단 고열이 나거나 설사가 계속될 때는 식혀서 마시는 것이 좋다. 40도 정도로 미지근하게 해서 마신다.

또한 식사 대용으로 따뜻한 물만 마시는 것은 좋지 않다. 따뜻한 물의 식사 대용은 좋은 방법이 아니다. 아무리 피곤해도 가벼운 식사를 한 뒤에 따뜻한 물을 마신다. 마찬가지로 다이어트를 한다고 밥을 대신해서 따뜻한 물만 마셔서도 안 된다.

Q 저녁에 밥 먹을 시간이 없을 때 따뜻한 물만 마시고 자도 괜찮은가?

A 점심을 먹은 뒤에 저녁 식사를 하지 않았는데 밤 9~10시가 되었다고 해서 따뜻한 물로 저녁 식사를 대신하는 것은 좋지 않다. 식사를 거르면 몸에서 '바람의 기질'의 균형이 깨지기 때문이다.

저녁 식사를 하지 못했을 때는 따뜻한 물보다는 따뜻한 우유나 야채와 콩으로 만든 수프를 먹는 것이 좋다.

Q 따뜻한 물은 어떤 증상에 가장 큰 효과를 발휘하는가?

A 변비에 즉각적인 효과가 있다. 반응이 빠른 사람은 음용을 시작한 당일에 개선이 되는 경우도 있다.

또한 몸이 나른하거나 부을 때, 그리고 낮잠이 몰려올 때 효과가 있다.

이런 증상은 모두 몸 속에 음식 찌꺼기가 쌓여 있을 때 생기는 것이기 때문에 따뜻한 물을 마시면 거의 즉각적으로 반응한다. 일 주일 이내에 큰 효과를 볼 수 있다.

Q 따뜻한 물 마시기를 파트너나 친구에게 권하고 싶은데, 비과학적이라고들 한다. 어떻게 설명하면 좋을까?

A 현대 과학에서 따뜻한 물 마시기에 대한 확실한 논거는 없다. 그러나 실생활에서 증상이 개선되었던 실증적

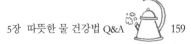

인 결과가 있기 때문에 전혀 근거가 없다고도 할 수 없다. 여러 사람이 효과를 보고 있기 때문이다.

한 예로 이런 이야기를 해보면 어떨까.

전자렌지로 음식이 따뜻해지는 것은 전자파로 인해 분자가 진동하기 때문인데, 이 현상은 실제 눈으로 볼 수는 없다. 단 따뜻해진 음식의 실체는 분명히 존재하므로 어떤 작용이 있었을 것이라는 추측은 가능하다. 결과가 있다는 것은 작용이 있었기 때문이다. 따뜻한 물의 효과도 이와 같은 것이다.

인간의 세계에는 설명이 불가능한 일들이 넘쳐난다. 눈에 보이지 않는 것들이다. 이와 마찬가지로 현대 과학으로는 설명이 불가능하지만, 따뜻한 물을 마시면 소화력이 강해지고 독소가 정화되는 것을 확실하게 느낄 수 있다.

Q 많이 마셔도 좋은가?

A 많이 마시는 것은 좋지 않다. 하루에 1리터가 적당하다. 더 마시고 싶다면 허브티나 과즙처럼 몸에 좋은 다른 음료로 보충하면 좋다.

Q 따뜻한 물이 쓰게 느껴진다. 몸 속에 독소가 쌓여 있기 때문일까?

A 물이 쓰게 느껴지는 것은 독소 때문이 아니다. 독소(= 음식 찌꺼기)가 쌓여 있을 때 따뜻한 물을 마시면 '막힌다'는 느낌이 있다.

물이 쓰게 느껴지는 것은 몸의 '바람의 기질'의 균형이 깨졌을 때이다. 식사를 거르거나 밤늦게까지 자지 않을 때 이런 상태가 되므로, 규칙적인 식사를 하면서 잠자리에 일찍 들도록 해본다.

Q 따뜻한 물을 마시고 나서 몸이 나른하다. 마시는 것을 그만두는 것이 좋을까?

A 따뜻한 물 마시기를 시작하면 몸 속에 쌓여 있는 음식 찌꺼기가 정화를 시작해 나른해질 수 있다.

또는 몸 속이 정화를 시작하면 당사자는 피곤함을 느낄 수 있다. 몸 속이 깨끗해져 자신의 본질을 느끼는 것이라고 할 수 있다. 곧 따뜻한 물 마시기 효과가 나타나기 시

 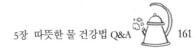

작한다는 증거이므로 걱정할 필요가 없다.

그 밖에도 식사에 대한 기호가 변하거나, 밤늦은 시간까지 잠을 이루지 못하거나, 지금까지 만나지 못했던 친구가 보고 싶어지는 경우도 있다.

이런 변화는 심신이 약해졌기 때문이 아니다. 자신의 본질에 충실해져 본래의 자신을 되찾아가는 과정인 것이다. 걱정하지 말고 마시던 대로 따뜻한 물을 지속적으로 마시는 것이 좋다. 마시다 보면 식생활도 제자리를 찾고 컨디션도 되돌아온다.

Q 주전자로 끓이지 않은 물은 효과가 없는가?

A 여행지에서 호텔에 불이 없고, 레스토랑에서도 물을 끓일 수 없을 때가 있다. 그런 때는 전기포트로 끓인 따뜻한 물이라도 상관없다. 마시지 않는 것보다는 그 물이라도 마시는 것이 좋고, 찬 음료를 마시는 것보다는 몇 배 더 좋다. 다만 반드시, 일단 한번은 100도로 끓인 뒤 마실 것을 권한다.

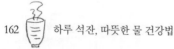

Q 식은 물을 다시 따뜻하게 해서 마셔도 되는가?

A 안 된다고 말할 수는 없지만, 이상적인 방법은 아니므로 마시지 않는 것이 좋다. 따뜻한 물이 갖고 있는 균형이 깨진 상태이므로, 새로 끓여서 마시도록 하자.

Q 물의 종류에 따라 따뜻한 물의 효과는 달라지는가?

A 물은 물이다. 순수한 물이라도 효과는 다르지 않다. 그러나 우리 몸에는 우리 땅에서 생산된 신토불이 물이 좋다. 따라서 일부러 먼 나라에서 나는 수입 생수를 사서 마시지 말고, 우리나라에서 생산된 물을 마시도록 하자.

Q 따뜻한 물로 질병을 치료할 수 있는가?

A 질병 치료가 가능하다고 단언하기는 어렵지만, 이 책의 요지는 원인을 없애고 증상을 완화시켜 질병 자체를 치유하는 것이다. 따뜻한 물 마시기뿐만 아니라, 이 책

 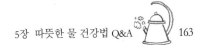

에서 소개하는 식사요법을 함께 진행하면 많은 증상에서 효과를 기대할 수 있다.

Q 어린이나 고령자가 마셔도 좋은가?

A 반드시 아이에게도 실천해 보길 바란다. 어린이나 고령자는 성인과 비교하면, 소화력이 약하므로 뜨거운 물이 아니라 어느 정도 식혀 미지근하게 만든 물이 좋다.

일반적으로 지나치게 뜨거운 물은 치아에도 좋지 않을 뿐 아니라, 화상의 위험도 있다. 뜨거운 물을 후후 불면서 마시는 것이 효과는 더 좋지만, 70도 정도면 충분하다. 구태여 마시기 힘들 정도의 뜨거운 물을 마실 필요는 없다.

Q 미지근한 물은 효과가 없는가?

A 제대로 끓인 물이라면 미지근한 물도 효과가 있다. 단 완전히 식어서 차가워진 물은 효과가 없다. 50~60도 정도의 따뜻한 물이라면 효과가 충분하다.

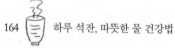

Q 운동보다 따뜻한 물을 마시는 것이 체중 감소에 효과적인가?

A 따뜻한 물을 마시기 시작하면 대개는 한 달 안에 2~3킬로그램 정도의 체중이 감소한다. 그래서 일단 이 정도의 효과를 본 뒤에, 살을 더 빼고 싶은 사람은 따뜻한 물을 마시면서 가벼운 운동을 하면 좋다. 대사가 훨씬 촉진되어 살도 빠진다.

구태여 운동을 하지 않아도 따뜻한 물과 찬 음료를 병용해서 마시지 않는다면 대개는 이상적인 체중의 유지가 가능하다.

한편 153쪽에서 소개한 식사법을 실천하면서, 산책을 한 뒤에는 따뜻한 물을 한 잔 마실 것을 권한다. 좋은 효과를 기대할 수 있다.

Q 임신 중에 따뜻한 물을 마셔도 되는가?

A 몸이 따뜻해지므로 따뜻한 물은 반드시 마시도록 하자. 생리 중일 때도 마시면 좋다.

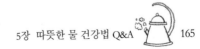

Q 운동을 한 뒤에도 따뜻한 물을 마시는 것이 좋은가?

A 운동을 해서 몸이 뜨거워진 상태에서는 힘겹게 뜨거운 물을 마실 필요는 없다. 식어서 상온 정도가 된 미지근한 물을 마시는 것이 좋다. 한편 몸을 식혀주는 데는 보리차가 가장 효과적이다. 땀을 많이 흘린 뒤에 미지근한 보리차에 소금을 조금 넣어 마시면 좋다. 따뜻한 물은 아침 일찍, 그리고 식사하면서 마시는 것이 대원칙이다. 이것만 잘 지킨다면 다른 음료를 마셔도 상관은 없다.